刘涓子鬼遗方 外科精义 合集

（南北朝）刘涓子 撰

【中医珍本文库影印点校】珍藏版

《刘涓子鬼遗方》十卷。南北朝著名外科学家刘涓子撰。约成书于元嘉十九年（公元442年）。在后世辗转传抄过程中多有遗佚，后由南齐医家龚庆宣重为编次审订于永元元年（公元499年），今仅存宋版五卷本传世。本书为我国现存较早的外科专著，全面反映了两晋南北朝以前外科学的主要成就。

《外科精义》二卷。元代著名外科学家齐德之撰。约成书于元统三年（公元1335年）。齐氏生卒年阙考，曾任医学博士，御药院外科太医。此书结合多年外科诊疗经验，在纂集前代痈疽疮疡论治理论基础上撰就是书。全书卷上总论外科诊疗证治大法，共载论三十五篇；卷下列述外科病治方一百四十余首，并附载诸药炮制及主疗疮肿法等。

山西出版传媒集团
山西科学技术出版社

图书在版编目（CIP）数据

刘涓子鬼遗方·外科精义合集／（南北朝）刘涓子撰．—影印本．—太原：山西科学技术出版社，2013.1（2021.8重印）
（中医珍本文库影印点校：珍藏版）
ISBN 978-7-5377-4309-9

Ⅰ．①刘… Ⅱ．①刘… Ⅲ．①中医外科学—中国—南北朝时代；Ⅳ．① R26

中国版本图书馆 CIP 数据核字 (2012) 第 263583 号

校注者：

刘若望　胡双元　张　伟　张新勇　张海涛　张永康　李　东
韩文红　廖文忠　周红梅　刘　强　马永明

刘涓子鬼遗方·外科精义合集

出 版 人	阎文凯
撰　　者	（南北朝）刘涓子
责任编辑	杨兴华
封面设计	吕雁军

出版发行	山西出版传媒集团·山西科学技术出版社
	地址：太原市建设南路 21 号　邮编　030012
编辑部电话	0351-4922078
发行部电话	0351-4922121
经　　销	全国新华书店
印　　刷	山东海印德印刷有限公司
开　　本	890mm×1230mm　1/32
印　　张	9.875
字　　数	245 千字
版　　次	2013 年 1 月第 1 版
印　　次	2021 年 8 月山东第 2 次印刷
书　　号	ISBN 978-7-5377-4309-9
定　　价	35.00 元

版权所有·侵权必究
如发现印、装质量问题，影响阅读，请与我社发行部联系调换。

总目录

刘涓子鬼遗方

刘涓子鬼遗方卷第一 ………… 3
刘涓子鬼遗方卷第二 ………… 10
 治金疮止血散方 ………… 12
 治金疮肉瘘蒲黄散方
  ………………………… 12
 治金疮箭肉中不出，出
  箭白敛散方 …………… 13
 治金疮中腹，肠出不能
  内之，小麦饮喷疮方
  ………………………… 13
 治金疮肠出欲入，磁石
  散方 …………………… 13
 治金疮烦闷止烦，白芷
  散方 …………………… 13
 治金疮先有散石，烦闷
  欲死，大小便不通，
  止烦消血，解散，
 消石散方 ……………… 14
 治金疮不可忍，烦疼
  不得住，止痛，
  当归散方。 …………… 14
 治金疮弓弩所中，闷绝
  无所识，琥珀散方。
  ………………………… 14
 治金疮弓弩所中，筋急
  屈伸不得，败弩散方。
  ………………………… 14
 治金疮内伤，蛇衔散方
  ………………………… 14
 治金疮中筋骨，续断散
  方 ……………………… 15
 治金疮烦疼，麻黄散方
  ………………………… 15
 治金疮烦满，疼痛不得。

眠睡，白薇散方。
………………………… 16
治金疮去血多，虚竭，内补，当归散方。
………………………… 16
治金疮去血多，虚竭，内补，苁蓉散方。
………………………… 16
治金疮内塞，泽兰散方
………………………… 16
治金疮内塞，黄耆散方
………………………… 17
治金疮中芮药，解毒，蓝子散方。………… 17
治金疮大渴，内补，瞿麦散方。………… 17
治被打腹中瘀血，蒲黄散方。…………… 18
治痈疽金疮，续断生肌膏方。…………… 18
治金疮痈疽，止痛生肌，甘菊膏方。………… 18
治痈疽，金疮生肌膏方。
………………………… 19
治金疮，腹内有瘀血，乌鸡汤方。………… 19
治金疮内有瘀血，未及得出，而反成脓，乌鸡汤方。………… 19

治金疮有瘀血，桃核汤方
………………………… 20
治金疮惊悸，心中满满，如车所惊悒，独心汤方。……………… 20
治金疮痈疽，生肉膏方。
………………………… 21
治被打腹中瘀血，白马蹄散方 ……………… 21

刘涓子鬼遗方卷第三……… 22

治年四十已还强壮，常大患热痈无定处，大小便不通，大黄汤方。……
………………………… 24
淡竹叶汤方。………… 24
治发背发乳，四体有痈疽，虚热大渴，生地黄汤方。
………………………… 25
治痈疽虚热，生地黄汤方。………………… 25
治痈疽内虚热渴甚，黄耆汤方。…………… 26
治背，生地黄汤方。
………………………… 26
治痈疽内虚，黄耆汤方。
………………………… 27
治痈疽，五味竹叶汤方。
………………………… 27

— 2 —

治痈疽发背乳大去脓后，虚惙少气欲死，服此远志汤方。……28
治发背乳，下复住，服此白石脂汤方。………28
治发痈疽取利，热，小便退不用食物，竹叶汤方。………28
治痈疽取下后热少退，小便不利，竹叶汤方。………29
治痈疽取利后，热，小便不利，竹叶汤方。………29
治发背痈，及发乳，兼味竹叶汤方。………30
治发背已溃，而下不住，白石脂汤方。……30
治发背已溃，大脓汁，虚惙少气力，内补，黄耆汤方。………30
治痈疽内虚热，生地黄汤方。………31
治发背，黄耆汤方。………31
治炎疽，枳实汤方………31
治肠痈，大黄汤………32
治背上初欲作疹，便服此，大黄汤方。………32
治妇人妬乳，辛夷汤方。………32
治妇人客热，乳结肿，或溃，或作痈，内补，黄耆汤方。………33
治痈肿患热盛，黄耆汤方。………33
治发痈疽，肿溃，去脓多，里有虚热，内补，黄耆汤方。………33
治痈去脓，多虚满上气，竹叶汤方。………34
治痈疽肿，烦热，增损竹叶汤方。………34
治痈疽，后补塞去客热，黄耆汤方。………34

刘涓子鬼遗方卷第四………36
黄父痈疽论………38
相痈疽知是非可灸法……41
相痈疽知有脓可破法………42
治痈疽肿，松脂帖方………42
治痈疽肿，松脂帖方。………42
治痈疽，松脂贴肿方。………43
治痈疽，升麻薄极冷方。………43

治痈，白敛薄方。……44
治痈疽始一二日，痛微，内薄令消，猪胆薄方。
　……44
治痈肿热盛，口燥患渴，除热止渴，黄耆汤方。
　……44
治客热郁积在内，或生疖，黄耆汤方。……45
治痈未溃，黄耆汤方。
　……45
治痈内补，竹叶黄耆汤方。……45
治补虚冷下，赤石脂汤方。……46
治取冷过寒下饴见出，温中汤方。…………46
治断下补胃，附子汤方。
　……46
治痈疮及恶疮，有恶宍，猪蹄汤洗方。……46
治痈疽肿坏多汁，猪蹄汤方。……47
治肘疽方………47
治痈疽最脓，增损散方。
　……47
治痈消脓，木占斯散方。
　……48
治发背，及妇人发房，并肠痈，木斯散方。
　……48
治诸痈疽已溃未溃，疮中疼痛，脓血不绝，蘡麦散方。……49
治痈，食恶宍散方。
　……49
治痈疽，食恶宍散方。
　……49
治痈疽，兑膏方。……50
治食宍青龙膏方。……50
治痈疽金疮，生肉膏方。
　……50
治丹痈疽始发，焮热，浸淫长成，擒汤方。
　……51

刘涓子鬼遗方卷第五………52

治痈疽败坏，生肉地黄膏方。……56
治痈疽疮生肉，黄耆膏方。……56
治发背乳，口已合，皮上急痛，生宍膏方。
　……57
治痈疽肿痛坚强，不消，不可用傅贴处，黄芩膏方。……57
治痈疽，止痛生肌，鸥脂膏方。……57

治痈疽金疮，续断生宍
　　膏方。……………… 57
治痈疽疮，止痛生肉，
　　甜竹叶膏方。……… 58
治痈疽败坏，生肉，茵草
　　膏方。……………… 58
蛇衔膏方。……………… 59
治痈疽，食宍膏方。
　　……………………… 59
治痈疽，大黄食宍膏方。
　　……………………… 59
治痈疽，食恶肉，芦茹
　　散方。……………… 60
治痈疽始作便败坏，发
　　疮膏方。…………… 60
治久病疥癣，恶疮膏方。
　　……………………… 60
治久病疥癣诸恶疮毒，
　　五黄膏方。………… 61
治病疥癣恶疮，散热，
　　水银膏方。………… 61
治面皯皰，麝香膏方。
　　……………………… 61
治面查皰，木兰膏方。
　　……………………… 62
治查皰，鸬鹚屎膏方。
　　……………………… 62
治头颊生发，白芷膏方。
　　……………………… 62

治妇人乳肿痛，丹参膏
　　方。………………… 63
治头白颓疮发落，生白痂，
　　经年不差，五味子膏方。
　　……………………… 63
治疽瘘病疥诸恶疮，连年
　　不差，并小儿头疮，悉
　　治之，膏方。……… 63
治久病疽诸疮，治葛膏方。
　　……………………… 64
丹砂膏方三首。………… 64
又方 ……………………… 65
又方 ……………………… 65
赤膏，治百病方 ……… 66
治瘭疽，丹砂膏方。
　　……………………… 67
治瘭疽，麝香膏方。
　　……………………… 67
治丁肿，生芎䓖膏方。
　　……………………… 68
治瘭疽始发，未曾治，宜
　　速服丹砂膏方。…… 68
治风温病疽诸恶疮 …… 68
丹砂膏方。……………… 68
治病疥癣诸恶疮，丹砂膏
　　方。………………… 69
治小儿头疮并恶，紫草
　　膏方。……………… 70
治小儿热疮，水银膏方。
　　……………………… 70

治火疮，柏皮膏方。
.... 70
治㿬疽，浸淫广大，赤黑烂坏成疮，羊髓膏方。
.... 70
治热毒，并结，及肿成疮，升麻膏方。........... 70
治热疮，生地黄膏方。
.... 71
治瘑疽瘘，水银膏方。
.... 71
治痱瘰疬疮，白敛膏方。
.... 72
治皮肤中热痱瘰疬，白敛膏方。........... 72
治热疮，生地黄膏方。
.... 72
治热疮，生地黄膏方。
.... 72
治温热诸疮，黄连膏方。
.... 73
治热疮，蛇床子膏方。
.... 73
治热疮，木兰膏方。
.... 73
治热疮，黄连膏方。
.... 74
治灸疮，甘草膏方。

.... 74
治诸痈破后，大脓血，极虚，黄耆膏方。
.... 74
治痈疽已溃，白芷摩膏方。........... 74
治诸疽疮膏方........... 75
治鼻中塞，利鼻，白芷膏方。........... 75
治竹木所刺入手足，壮不出脓，疼痛，羊屎膏方。........... 75
治汤沃人宍烂坏，术膏方。........... 75
又方 76
又方 76
治痈疽疥癣，及恶疮，芦茹膏方。........... 76
治妇人妬乳生疮，雌黄膏方。........... 76
治诸恶疮，麝香膏方。
.... 77
治头疮恶疮骨疽等，牛屎薰方。........... 77
六物灭瘢膏方........... 77
小品灭瘢方。........... 77
又方 77

— 6 —

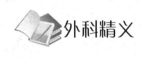

外科精义

外科精义目录 ……… 81
  卷上 ……………… 81
  用药增损法 ………… 83
    疗疮肿权变通类法 …… 83
    辨丁肿十三种形色禁忌
    ……………………… 83
  卷下 ……………… 83

外科精义卷上 ……… 92
  论疮肿诊候入式法 …… 92
  论荣卫色脉参应之法 … 94
  论持手诀消息法 ……… 95
  论三部所主脏腑病论 … 97
  论脉证名状二十六种所主
    病证 ………………… 105
  论三部脉所主证候 …… 114
  论三部脉所主杂病法诀
    ……………………… 117
  论诊候肺疽肺痿法 …… 119
  论将护忌慎法 ………… 121
  论疮疽肿虚实法 ……… 125
  辨疮肿浅深法 ………… 127
  辨脓法 ………………… 129
  辨疮疽疖肿证候法 …… 131
  辨疮疽善恶法 ………… 134
  砭镰法 ………………… 136

  贴熁法 ………………… 137
  溻渍疮肿法 …………… 140
  针烙疮肿法 …………… 141
  灸疗疮肿法 …………… 143
  内消法 ………………… 145
  追蚀疮疽肿法 ………… 147
  托里法 ………………… 148
  止痛法 ………………… 149
  用药增损法 …………… 150
  疗疮肿权变通类法 …… 151
  论五发疽 ……………… 155
  论痈疽 ………………… 158
  论附骨疽 ……………… 159
  论阴疮 ………………… 161
  论时毒 ………………… 163
  论诸疮 ………………… 165
  论丁疮肿 ……………… 166
  辨丁肿十三种形色禁忌
    ……………………… 168
  论瘰疬治法 …………… 173
  论痔瘘 ………………… 175

外科精义卷下 ……… 177
  漏芦汤 ………………… 177
  化毒丹 ………………… 178
  内消丸 ………………… 179

五利大黄汤 …………… 180	木香漏肿汤 …………… 200
内消升麻汤 …………… 180	升麻漏肿汤 …………… 201
五香连翘汤 …………… 181	漏肿升麻汤 …………… 202
牡蛎大黄汤 …………… 182	猪蹄汤 ………………… 202
和血通气丸 …………… 182	甘草大豆汤 …………… 203
地黄煎丸 ……………… 183	漏肿汤 ………………… 203
槐角煎丸 ……………… 184	洗毒汤 ………………… 203
治风毒瘰疬 …………… 185	浴毒汤 ………………… 204
苦参散 ………………… 186	何首乌散 ……………… 205
苦参丸 ………………… 186	八仙散 ………………… 205
肺风丸 ………………… 187	消毒汤 ………………… 206
连翘散 ………………… 188	熨风散 ………………… 208
竹叶黄芪汤 …………… 188	应痛丸 ………………… 208
枳壳丸 ………………… 189	黄芪丸 ………………… 209
五香汤 ………………… 190	栀子仁汤出普济生灵方
托里黄芪汤 …………… 191	……………………… 210
托里茯苓汤 …………… 192	葛根牛蒡子汤 ………… 210
托里当归汤 …………… 192	通气散 ………………… 211
托里散 ………………… 193	白丁香散 ……………… 212
托里玄参散 …………… 193	白丁香直者 …………… 213
内托散 ………………… 194	金银花散 ……………… 213
内补散 ………………… 195	皂蛤散 ………………… 213
内塞散 ………………… 195	十香膏 ………………… 214
香粉散 ………………… 196	犀角膏 ………………… 217
止痛当归汤 …………… 197	乳香膏 ………………… 218
黄芪茯苓汤 …………… 197	白龙膏 ………………… 219
内补防风散 …………… 198	消毒膏 ………………… 220
伏梁丸 ………………… 199	磨风膏 ………………… 221
温经丸 ………………… 199	天麻膏 ………………… 222

方名	页码	方名	页码
善应膏	223	水银膏	241
灵应膏	224	平肌散	241
翠玉膏	225	神黄散	242
追毒散	226	博金散	242
回疮锭子	226	金伤散	243
射脓丸	227	完肌散	244
替针丸	227	定血散	244
治瘰疬并马老鼠疮	228	碧霞锭子	245
翠霞散	228	漏芦汤	246
搜脓散	229	玉粉散	246
引脓散	229	香矾散	247
乳香散	230	紫金散	247
钓苓散	230	通耳丹	248
截疳散	231	治耳聋	248
抵圣散	232	菖蒲锭子	248
青金锭子	232	寸金锭子	249
白龙散	233	薰痔散	250
桃红散	234	通灵丸	250
槟榔散	234	三神丸	251
金黄散	235	玉芝饮子	252
生肌散	235	平和饮子	252
水澄膏	236	玄参丸	253
拔毒散	237	犀角散	253
金露散	237	防风散	254
消毒散	238	乌金散	254
大槟榔散	239	治疳瘘恶疮	255
天麻散	239	刘守真疮论	255
决效散	240	没药膏	257
		必效散	259

乌金散 …… 260	治干湿疥癣。…… 280
抵圣丸 …… 260	治汤火浇烫。…… 280
应效散 …… 261	治破伤风。…… 280
白金散 …… 262	治破伤。…… 281
如圣散 …… 262	治风狗咬，破伤风。
大蛾散 …… 263	…… 281
必效散 …… 263	论炮制诸药及单方主疗疮
蛤粉散 …… 264	肿法 …… 283
治小儿丹瘤 …… 264	砆砂 …… 283
治小儿疳口疮 …… 264	云母 …… 283
治破伤风并洗头风药	矾石即白矾 …… 284
…… 265	水银 …… 284
乌龙丸 …… 266	水银粉即轻粉 …… 285
紫参丸 …… 267	石灰 …… 285
散肿毒 …… 267	白麦饭石即粗理黄石 …… 285
万灵丸 …… 268	花蕊石 …… 286
治眼 …… 268	黄芪 …… 286
治吹奶方 …… 269	枲耳即苍耳 …… 287
治痔疮 …… 270	麻黄 …… 287
洗痔 …… 270	黄芩 …… 287
寸金丹 …… 270	乌头，附子 …… 287
牙疳药 …… 272	半夏 …… 288
回疮蟾酥锭子 …… 273	羊蹄根 …… 288
乳香托里散 …… 275	狼毒 …… 288
四圣旋丁散 …… 276	芭蕉根 …… 289
天丁散 …… 276	土青木香即马兜苓根 …… 289
万应膏 …… 277	连翘 …… 289
治小儿面䘌疮。…… 279	蒲公草 …… 289
治赤白口疮。…… 279	滑石 …… 289

白石英 …… 290	皂角 …… 294
赤石脂 …… 290	木鳖子 …… 294
白石脂 …… 290	楸树白皮 …… 295
雄黄 …… 290	兔头 …… 295
硫黄 …… 291	兔腹下白毛 …… 295
雌黄 …… 291	蜜 …… 296
磁石 …… 291	牡蛎 …… 296
蜜陀僧 …… 291	蛇退皮 …… 297
伏龙肝 …… 291	蜘蛛 …… 297
礜石 …… 292	蟾蜍 …… 297
姜石 …… 292	陈橘皮 …… 298
粗理黄石堪作碓碾者, 即磨刀粗石 …… 292	枇杷叶 …… 298
	桃杏仁 …… 299
炉甘石 …… 292	无心草 …… 299
灯心 …… 293	防风 …… 299
槐根皮 …… 293	藜芦 …… 299
地骨皮 …… 293	犀角 …… 299
黄蘖(檗) …… 293	茯苓 …… 300
枳壳 …… 294	芍药 …… 300
厚朴 …… 294	牵牛子 …… 300

附 一、古今重量换算 …… 301
　　二、古今容量换算 …… 302

刘涓子鬼遗方

南北朝·刘涓子 撰

南齐龚庆宣 编

刘涓子鬼遗方卷第一

并序

昔刘涓子，晋末，于丹阳郊外照射，忽见一物高二丈许，射而中之，如雷电声，若风雨，其夜，不敢前追，诘旦率门徒子弟数人，寻跡至山下，见一小儿提罐，问何往？为我主被刘涓子所射，取水洗疮。而问小儿曰：主人是谁人？云黄父鬼。仍将小儿相随还来，至门，闻捣药之声，比及，遥见三人，一人开书，一人捣药，一人卧尔，乃齐唱叫突，三人并走，遗一卷痈疽方。并药一日：时从宋武北征，有被疮者，以药涂之即愈。论者云：圣人所作，天必助之，以此天授武王也。于是用方为治，千无一失。姊适余从叔祖，涓子寄姊书，具叙此事，并方一卷。方是丹阳白薄纸本写，今手迹尚存，从家世能为治方，秘而不传，其孙道庆与余邻居，情款异常，临终见语，家有神方，儿子幼稚，苟非其人，道不虚行，寻卷诊候，兼辨药性，欲以相传属。余既好方术，受而不辞。自得此方，于今五载，所治皆愈，可谓天下神验。刘氏昔寄袭方，故草写，多无次第，今辄定其前后，蘧类相从，为此一部流布乡曲，有识之士幸以自防。齐永元元年，太岁己卯，五月五日撰。道庄曰：王祖母刘氏有些息方一部，道庆祖考相承，谨按处治，万无一失。舅祖涓子兄弟自写，写称云无纸，而用丹阳录，永和十九年资财不薄，岂复无纸，是以别之耳

【案】永和纸十二年且去宋武甚远，疑元嘉之讹。

黄父曰：夫言痈疽，何以别之？岐伯答曰：荣卫稽留于经脉之中，久则血涩不行，血涩不行，则卫气从之不

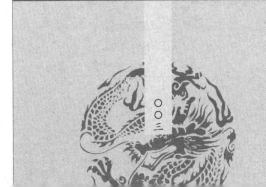

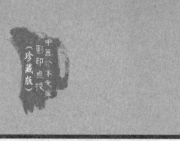

鬼遗方 卷一

通壅遏不行,火不止,热胜则肉腐为脓。然不能陷於骨髓不爲燋枯,五臓不爲伤,故曰疽。黄父曰:何爲疽?岐伯曰:热气浮盛,当其筋骨,良肉无餘,故曰疽。疽上皮肉以坚,上如牛领之皮,癰者薄以澤,背其候也。黄父曰:及如所說,未知癰疽之性名,發起處所,診候形狀,治與不治,死活之期,願一一聞之。

岐伯曰:癰疽圖曰:

赤疽發額,不寫十餘日死,其五日可刺也。其膿赤多血,死。未有膿可治。人年二十五、三十一、六十。

九十五者在額,不可見血,見血者死。

禽疽發如軫者数十数,其四日膿合,牵核痛,其狀若攣,十日可刺,其肉發身核寒,齒如噤,欲痙,如是者十五日死。

杼疽發頂若兩耳下,不寫十六日死,六日可刺,其色黑,見膿而癰者死不可治。人年十九、二十三、三十五、三十九、五十一、五十五、六十一、八十七、九十九,百神在耳下,不可見血,見血者死。

丁疽發兩肩比起有所逐,恶結血流,内外榮衛不通,發爲丁疽,三日身腫痛甚,口噤如痙狀,十一日可刺,不治二十日死。

蜂疽發髀背起心臉,若連肩骨,二十日不治死。八日可刺,其色赤黑,膿見清者死,不可治。人年十八

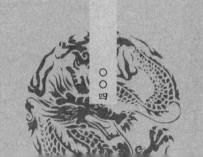

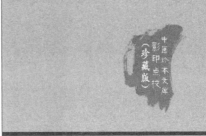

二十四　三十五　六十七　七十二　九十八者，百神在肩，不可见血，见血者死。

阴疽发骭，若阴股，始发腰强，内不能自止，数饮不能多，五日坚痛，不治，三岁而死。

刺疽发起肺腧，不写（泻）二十日死。其八日可刺，发而赤，其上肉如椒子者死，不可治人年　十九　二十五　二十九　三十九　五十七　六十　七十三　八十一　九十七　百神在背，不可见血，见血者死。

脉疽发颈项，如痛身随而热，不欲动悄悄，或不能食，此有所大畏恐骇，而不精。上气嗽，其发引耳不可以肿。二十日可刺，不刺八十日死。

龙疽发背，起胃腧，若肾腧，二十日不写死。九日可刺，不刺，其上赤下黑，若青溃黑死，发血脓者不死。

首疽发热八十日，一方云八九日，大热汗，头引血尽。如嗽，身热同同如沸者皮颜肿，浅刺之，不刺，二十日死。

荣疽发胁，起若两肘头，二十五日不写（泻）死。九日可刺，脓多赤白，而可治也。人年　一岁　十六　二十六　三十二　四十八　五十八　六十四　八十　九十六　百神在胁，不可见血，见血即死。

行疽发如肿，或后合相从，往来不可，要其所在刺之，即愈。

勇疽发股，起太阴，若伏鼠，二十五日不写死。其十日可刺，勇疽发脓青黑者死，白者尚可治。不可治，人年

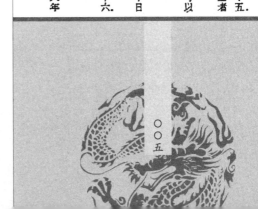

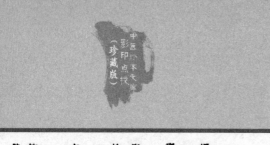

鬼遗方 卷一

十一 十五 二十 三十一 三十三 四十六 五十九 六十三 七十五 九十一 百神皆在尻尾，不可见血，见血者死。

摽叔疽发背，热同同，耳聋后六十日，肿如聚水，其状若如此者可刺之，但出水后，及有血出，即除，愈也。不可治，人年五十七 六十五 七十三 八十一 九十七者 百神在背，不可见血，见血者死。

痨疽发足跌，若足下三十日不写死，其十二日可刺。痨疽者白脓不太多，其疮上痒，赤黑者死，不可治人年。十三 二十九 三十五 六十一 七十三 九十三 百神在足，不可见血，见血者死。

冲疽发小肠，痛而振寒热，四日五日悄悄，六日而变，刺之，五十日死。

敦疽发两指头，若五指头，七八日不写死。其四日可刺，其发而黑拥者不堪，未过指节，可治。一方不呼为敦疽，恐是刺写（泻），明堂引为败疽。

疥疽发腋下，若两臂两掌中，振寒热而嗌干者，饮多即呕，心烦悄悄，六十日而渐合者，如此可有汗，如无汗者死。一方云床疽，明堂亦引为床疫。

筋疽皆发脊两边大筋，其色苍，八日可刺，若有脓在肌腹中，十日死。

陈干疽发两臂，三四日痛不可动，五十日身热而赤，六十日可刺，如刺无血，三四日病愈。

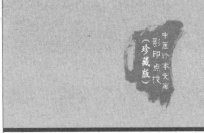

搔疽发手足五指头，起节，其色不变，十日之内可刺，过时不刺，后为蚀，有痈在脉腋，三岁死。

叔疽发身肿，牵核而身热，不可以行，不可以屈伸，成脓，刺之以除。

白疽发脾，若肘后痒，自痛伤，乃身热多汗，五六处有者死。心主痈疽，在股胫六日死。发脓血六十日死。

黑疽，发肿，居背大骨上，八日可刺，过时不刺为骨疽。

骨疽，脓出不可止，壮热，碎骨，六十日死。胁少阳，有痛肿有颈，八日死。发脓血者，十日死。

仓疽发身，痒后痛，此故伤，寒气入藏笃，发为仓疽，九日可刺之，不刺九十日死矣。

腰太阳脉有肿，交脉属于阳明，在颈十日死。发肿七十日死。

尻太阳脉有脓肿，痛在足心少阳，八日死。发脓血六十日死，或八十日死。

头阳明脉有肿，痛在尻六日死，发脓血六十日死。

股太阴脉有肿，痈在足太阳，十七日死，发脓血百日死。

肩太阳脉有肿，痛在颈，八日死，发脓血百日死。

足少阳脉有肿，痈在胁八日死，发脓血，六百日死。

手阳明脉有肿，痈在腋渊，一岁死。发脓三岁死。

黑疽发脐渊死。

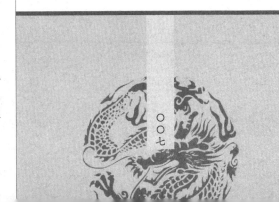

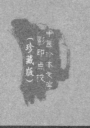

鬼遗方 卷一

黑疽发耳中如米大，此疽不治死。

黑疽发肩死，黑疽发缺盆中，名曰伏疽，不治死。

赤疽发于脾，半夜可治，出岁死。

黑疽发肘上下不死，可治。

髀解除指本黑头赤，死。

黑疽发掌中，不死，可治。

赤疽发阴股，软可治，坚死。

赤疽发肥肠，死。

黑疽发腠膜，软可治，坚不可治。

赤疽发掌中，不可治。

黑疽发跌上，坚，死。

足下久肿，痈色赤，死。

痈高而光者，不大热，用薄雍，其肉平平无异而紫色者，不须治，但以黄耆并淡竹叶汤申其气耳。痈平而痛，用八物黄耆薄，大痛七日，小痛五日，其自有坚强色诊，宁生破，发背及发乳。若热，手近不得者，令人之

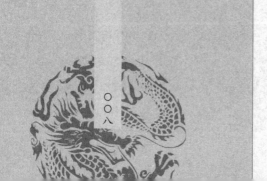

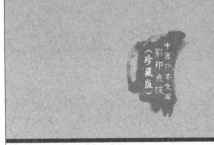

热熟,先服王不留行散,外散,外摩发背大黄膏。若背生破无善在乳者,熟之候,手按之。若随手起,便是熟,针法要脓看,以意消息之,胸背不可过一寸,针良久不得脓,即以食肉膏散差瓮头肉,痈口中人体热气歇,服木瓜散。五日后痈欲差者,排脓内寒散。

凡破痈之后,病人便连绵欲死,内寒热,肿自有似痈而非者,当以手按肿上,无所连是风毒耳。勿针,可服升麻汤,外摩膏,破痈口当合流下三分,近一分针,唯令极热,便不痛。破痈后败坏不差者,作猪蹄汤洗之。日再下汤,二日故可用。疼六七日,汤半剂,亦可用,胸中断气,断气者当入阍中,以手按左眼视右眼,见光者胸中结痈。若不见光者燥疽内发,针伤脉,血不出,住实不写,留成痈。肾脉来者大,渐小阴结。若肌肉痹痛疖为发,寸口,如此来大,如未渐小矣。

有黑色者,是石留黄毒。有赤色者,是丹砂毒。有青色者,是硇砂毒。有似盐颗者,是钟乳毒。有黄水者,是杏桃人毒。有白水者,是附子、干姜毒。有脓者,热肉面等毒。硇砂发,白雄鸭顶上血一合,已来,取黑铅汤一茶碗,调服之,解。钟乳发,雄鸡肘上血一合,将铁粉汤一茶碗调服之,解。附子发,取附子皮三半,豉半升相和,以水一升煎,约一茶碗,服之解。丹砂发,取黑铅、黄者、防风、伏龙肝各半两,水一升,煎半茶碗,去滓服之解。

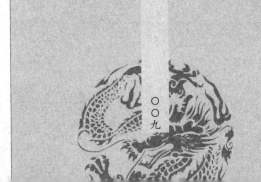

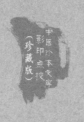

刘涓子鬼遗方卷第二

治金疮止血散方

治金疮血肉瘘蝙蝠散方

治金疮箭肉中不出白蔹散方

治金疮中肠出小麦散方

治金疮肠出欲入磁石散方

治金疮烦闷止烦白芷散方

治金疮先有散石消石散方

治金疮痛不可忍,当归散方

治金疮弓弩所中闷绝琥珀散方

治金疮弓弩所中筋急,弩筋散方

治金疮内伤,蛇衔散方

刘涓子鬼遗方卷第二

治金疮止血散方
治金疮血肉瘘蝙蝠散方
治金疮箭肉中不出白蔹散方
治金疮中肠出小麦散方
治金疮肠出欲入磁石散方
治金疮烦闷止烦白芷散方
治金疮先有散石消石散方
治金疮痛不可忍当归散方
治金疮弓弩所中闷绝琥珀散方
治金疮弓弩所中筋急弩筋散方
治金疮内伤蛇衔散方

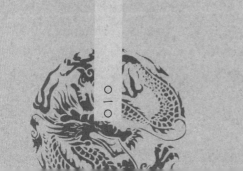

治金疮中筋骨,续断散方

治金疮烦疼,麻黄散方

治金疮烦满,白薇散方

治金疮去血当归散方

治金疮去血多虚,苁蓉散方

治金疮内塞,泽兰散方

治金疮内塞,黄耆散方

治金疮中芮药蓝子散方

治金疮大渴,瞿麦散方

治被打腹中瘀血,蒲黄散方

治痈疽金疮,止痛生肉膏方

治痈疽金疮,生肉甘菊膏方

治痈疽金疮生肉膏方

治金疮腹内瘀血,乌鸡汤方

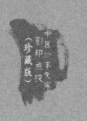

治金疮内有瘀血未及得下，乌鸡汤方

治金疮有瘀血，桃核汤方

治金疮惊悸，独心汤方

治金疮痈疽生肉膏方

治被打有瘀血，白马蹄散方

治金疮止血散方

乌章根三两　白芷一两　鹿茸二分，烧灰　当归一两　芎䓖一两　干地黄一两，切蒸焙　续断一两

右七味捣筛令调，著血出处即止。

治金疮血肉瘘，蝙蝠消血散方。

蝙蝠三枚，烧令烟尽，沫下绢筛之。

右以水服方寸匕，一日服令尽，当下如水血消也。

治金疮肉瘘蒲黄散方

七月七日麻勃一两　蒲黄二两

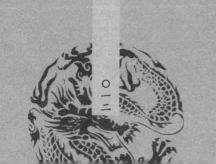

右二物捣筛为散，温酒调服一钱匕，日五服，夜再两服。

治金疮箭肉中不出，出箭白敛散方

白敛二两　半夏三两，汤洗七遍，生姜浸一宿熬过

右二味为末，调水服方寸匕，日三服。若轻浅疮，十日出，深二十日出，终不停住肉中。

治金疮中腹，肠出不能内之，小麦饮喷疮方

取小麦五升，水九升，煮取四升，去滓，复以绵度滤之，使极冷，傍含喷之疮，肠自上渐渐入，以冷水喷其背。不中多人见，亦不欲令傍人语，又不可病人知，或晚未入，取病人席四角，令病人举摇，须臾肠便自入。十日之内不可饱食，频食而宜少，勿使病人惊，惊则煞人。

治金疮肠出欲入，磁石散方

磁石三两　滑石三两

右二物下筛，理令调，饮日方寸匕，日五服，夜再服。

治金疮烦闷止烦，白芷散方

白芷二两　芎䓖二两　甘草炙，二两

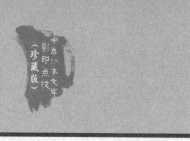

右三味,熬令变色,捣为散,水调服方寸匕,日五服,夜再服。

治金疮先有散石,烦闷欲死,大小便不通,止烦消血,解散,消石散方

消石 泽泻 白敛 芍药 寒水石 苦蓡已上各一两

右六味,捣筛为散,水服方寸匕,日夜各一服,或未通稍增之。

治金疮不可忍,烦疼不得住,止痛,当归散方。

当归 甘草炙 藁本 桂心 木占斯已上各一两

右五味,合捣筛令调,水服半方寸匕,日三服,夜一服。

治金疮弓弩所中,闷绝无所识,琥珀散方。

琥珀随多少,捣筛,以童子小便服之,乃热,不过三服便差。

治金疮弓弩所中,筋急屈伸不得,败弩散方。

干地黄十分 干枣三枚 杜仲二分 当归四分 附子四分,炮 故败弩筋烧灰,取五分

右七味,合捣筛,理令匀,温酒服方寸匕,日三服,夜一,增一至三。

治金疮内伤,蛇衔散方。

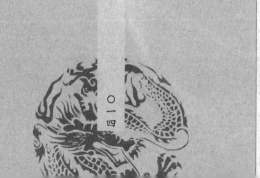

蛇衔　甘草炙　芎䓖
白芷　当归各一两　续断
黄芩　泽兰　干姜　桂心各
三分　乌头五分，炮

右十一味，合捣筛，理令匀，酒服方寸匕，日三服，夜一服。

治金疮中筋骨，续断散方。

芎䓖一两半　地黄二两
蛇衔二两　当归一两半　苁蓉一两半　干姜三分，炮　续断三两　附子三分，炮　汉椒三分，出汗去目　桂心三分　人参一两　甘草炙，一两　细辛二分　白芷三分　一本用芍药一两半

右十四味，捣筛，理令匀，调温酒服之方寸匕，日三服，夜一服。

治金疮烦疼，麻黄散方。

麻黄六分，去节　甘草五分，炙　干姜三分　附子三分，炮　当归三分　白芷三分　续断三分　黄芩三分　芍药三分　桂心三分　芎䓖三分

右十一味，捣筛，理令匀，调温酒服方寸匕，日三服，夜一服。

治金疮烦满，疼痛不得眠睡，白薇散方。

白薇　菁蒌　枳实炒
辛夷去毛　甘草炙　石膏已上
各一两　厚朴二分，炙　酸枣
二分，炙

右八味为末，调温酒，服方寸匕，日三服，夜一服。

治金疮去血多，虚竭，内补，当归散方。

当归三分　芍药五分　干姜三分　辛夷去毛，二分　甘草三分，炙

右五味，捣筛，理令匀，调温酒服方寸匕，日三服，夜一服。

治金疮去血多，虚竭，内补，苁蓉散方。

苁蓉　当归　甘草炙
芎䓖　黄芩　桂心　人参
芍药　干姜　吴茱萸　白及
厚朴炙　黄耆各一两　蜀椒三分，出汗，去目，闭口

右十四味，筛理令匀，调温酒服方寸匕，日三服，夜一服。

治金疮内塞，泽兰散方。

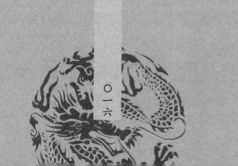

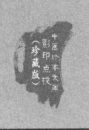

泽兰　防风　蜀椒去目
汗，闭口　石膏末　附子炮
干姜　细辛　辛夷去毛，各二
两　芎䓖三分　当归三分，炒
甘草四分，炙

右十一味，筛理令匀，调温，酒服方寸匕，日三夜一。脓多倍甘草，渴加苦蒌二分，烦加黄芩二分，腹满气短，加厚朴二分，疮中短暂血瘀，加辛夷一倍。

治金疮内塞，黄耆散方。

黄耆三两　芎䓖　白芷
当归　麻黄去节　鹿茸
黄芩　细辛　干姜　芍药
续断　桑虫屎已上各一两　附子炮，半两　山茱萸一两

右十四味，捣筛理匀，调温酒服方寸匕，日三服，夜一服，渐可至二匕。

治金疮中芮药，解毒，蓝子散方。

蓝子五合　升麻八两　甘草四两，炙　王不留行四两

右四味，捣筛理令匀，调冷水服二方寸匕，日三夜二，及以方寸匕，水和匀，涂疮上，毒即解去矣。

治金疮大渴，内补，瞿麦散方。

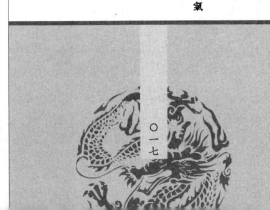

瞿麦　芎䓖　当归　甘草炙　干姜　桂心　续断　厚朴炙　白敛　蜀椒去目闭，口汗　辛夷去毛　牡蛎末　芍药　桔梗　干地黄　防风各三分　细辛二分　菩蕠一分　人参三分

右十九味，捣筛理令匀，调温酒服方寸匕，日三夜一，或筋骨断，更加续断三分。

治被打腹中瘀血，蒲黄散方。

蒲黄一升　当归二两　桂心二两

右三味，捣筛理匀，调酒服之方寸匕，日三夜一，不饮酒，熟水下。

治痈疽金疮，续断生肌膏方。

续断　干地黄　细辛　当归　芎䓖　黄耆　通草　芍药　白芷　牛膝　附子炮　人参　甘草各二两，炙　腊月猪脂四升

右十四味，㕮咀，诸药内膏中，渍半日，微火煎，三上。候白芷色黄，膏即成，傅疮上，日四五，膏中是猪脂煎。

治金疮痈疽，止痛生肌，甘菊膏方。

茵草　芎藭　甘草炙
防风　黄芩　大戟已上各一两
生地黄四两　芍药一两半
细辛　大黄　蜀椒去目闭,口
汗　杜仲　黄耆各半两　白芷
一两

右十四味,㕮咀,以腊月猪脂四升,微火煎五上,下白芷,候黄成膏。一方添甘菊二两,以傅疮上,日易两次。

治痈疽,金疮生肌膏方。
大黄　芎藭　芍药　黄耆　独活　当归　白芷已上各一两　薤白二两,别方一两
生地黄一两,别方二两

右九味,合薤,㕮咀,以猪脂三升,煎三上,下白芷,黄膏成,绞去滓,用磨之,多少随其意。

治金疮,腹内有瘀血,乌鸡汤方。
乌雌鸡一只　大黄三两　细辛三两　人参一两　甘草一两,炙　地黄三两　杏人一两,去皮双人　蛇虫一两　当归二两　芍药一两　黄芩一两　桃人二两,去皮碎　大枣二十枚

右十三味,理为乌鸡如食法,以水二斗,煮鸡取一斗,㕮咀诸药,内鸡汁中,更煮,取三升,绞去滓,通寒温,伤

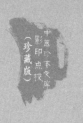

出困甚者，初服五合，以一日二夕尽汤，便应下。食之粥，慎食他物。

治金疮内有瘀血，未及得出，而反成脓，乌鸡汤方。

乌鸡一只　白芷　麦门冬去心　甘草炙

芍药　当归已上各一两　桂心二两　瓜練二两

右八味，先理鸡如食法，以水二斗，煮取七升，㕮咀诸药，入汁中更煮，取三升，去滓。服七合，日三，夜勿食。

治金疮有瘀血，桃核汤方。

䗪虫三十枚，熬　蛭虫水蛭各三十枚，熬　桂心二分

大黄五两　桃核五十枚，去皮切

右六味，酒水各五升，㕮咀，合煮取三升，去滓，服一升，日三服。

治金疮惊悸，心中满满，如车所惊怛，独心汤方。

独心一具　人参　桂心　甘草炙　干地黄

桔梗　石膏末　芎藭各一两　当归二两

右九味，细切，剉，诸药㕮咀，先以水二斗煮心，取汁八升，内诸药煮取一升，一服八合，一日令尽。

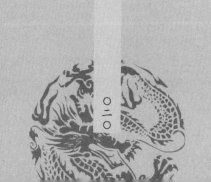

治金疮痈疽，生肉膏方。

黄耆　细辛　生地黄　蜀椒去目汗闭口　当归　芍药　薤白　芎䓖　独活　苁蓉　白芷　丹参　黄芩　甘草已上各一两　腊月猪脂二斤半

右十五味，㕮咀，以苦酒一升，合渍诸药，夏一夜，冬二夜浸。以微火煎三上，候苦酒气成膏，用之。

治被打腹中瘀血，白马蹄散方

白马蹄烧令烟尽，捣筛，温酒服方寸匕，日三夜一，亦治妇人血疾，消为水。

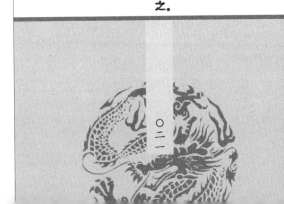

刘涓子鬼遗方卷第三

治强壮热痈疽，大黄汤方。

治发痈疽兼结实，淡竹叶汤方。

治发背发乳痈疽，生地黄汤方。

治乳痈已服前汤又淡竹叶汤方。

治痈疽虚热，生地黄汤方。

治痈疽内虚热大渴，黄耆汤方。

治背生地黄汤方。

治痈疽内虚，黄耆汤方。

治痈疽，五味竹叶汤方。

治痈疽发背乳，远志汤方。

治发背乳下复住，白石脂汤方。

治发痈疽取利，竹叶汤方。

治发痈疽利小便，竹叶汤方。

治发痈疽利后小竹叶汤方。

治发背痈兼味竹叶汤方。

治发背已溃白石脂汤方。

治发背大去脓汁，黄耆汤方。

治痈疽内虚，生地黄汤方。

治发背，黄耆汤方。

治炎疽，枳实汤方。

治肠痈，大黄汤方。

治背上欲有疹，大黄汤方。

治妇人妒乳，辛夷汤方。

治妇人乳结肿，黄耆汤方。

治痈肿热盛，黄耆汤方。

治发痈疽去脓血多内补，黄耆汤方。

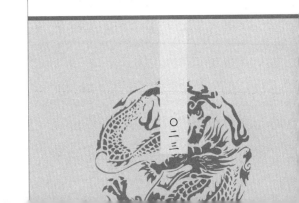

治痈疽去脓多虚满，竹叶汤方。

治痈肿增损竹叶汤方。

治疽坏后，黄耆汤方。

治年四十已还强壮，常大患热痈无定处，大小便不通，大黄汤方。

大黄三两　栀子五十个
升麻二两　黄芩三两　芒消一两，别方二两

右五味，切，以水五升煮取二升四合，去滓，下消，绞调分温三服，快利为度。

治发痈疽，兼结实，大小便不通，寒热，已服五痫汤，吐出不得下，大渴烦闷，淡竹叶汤方。

淡竹叶切，四升，去尖
苦蒌四两　通草　前胡　升麻　茯苓　黄芩　知母　甘草炙　石膏末，已上各二两
生地黄十两　芍药一两　大黄三两　黄耆三两　当归一两半
人参一两

右十六味，先以水一斗六升，煮竹叶，去叶，取九升，内诸药后，煮取三升二合，分四服。日三夜一，快利便止，不必尽汤。汤尽不利，便合取利。

治发背发乳,四体有痈疽,虚热大渴,生地黄汤方。

生地黄十两　竹叶四升
黄芩　黄耆　甘草炙　茯苓
麦门冬去心,已上各三两
升麻　前胡　知母　芍药各
二两　苦蒌四两　大枣二十枚,
去核　当归一两半　人参一两

右十五味,先以水一斗
五升,煮竹叶,取一斗,去
叶,内诸药,煮取三升六合,
分为四服,日三夜一。

治发背乳痈,已服生地
黄汤,取利后,服此淡竹叶
汤方。

淡竹叶四升　麦门冬去心
黄耆　芍药　干地黄　生
姜已上各三两　前胡　黄芩
升麻　远志去心　苦蒌各二两
大枣十四枚　当归一两

右十三味,先以水一斗
八升,煮竹叶及小麦一斗,
去滓,内诸药。再煮取三升,
分温三分右语煮竹叶,小麦,
恐是麦门冬也,是小麦非也。

治痈疽虚热,生地黄汤
方。

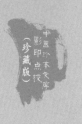

生地黄五两　人参　甘草炙　黄耆　芍药　茯苓各三两　当归　芎䓖　黄芩　通草各二两　大枣二十枚　淡竹叶切成,三升

右十二味,先以水二斗,煮竹叶,取一斗五升,去滓复诸药再煮,取四升八合,一服八合,日三夜再,能顿服为佳。

治痈疽内虚热渴甚,黄耆汤方。

生地黄八两　竹叶切成,三升　小麦二升　黄耆　黄芩　前胡　芎䓖各三两　菪蒌四两　通草　芍药　升麻　茯苓　甘草　知母各二两　人参　当归各一两

右十六味,先以水二斗,煮竹叶及小麦,取一斗二升,去滓,复煮诸药,取四升,分四服,日三夜一,小便利。除通草、茯苓,加麦门冬。腹满,加石膏三两。热盛去人参、当归。

治背,生地黄汤方。

生地黄八两　人参　甘草炙　芍药各二两　通草　茯苓

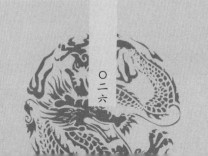

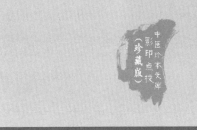

鬼遺方 卷三

黄耆　黄芩各三兩　淡竹葉切二升　大棗二十枚　當歸　芎藭各一

右十二味，先以水三斗，煮竹葉取一斗，去滓，內諸藥，再煮四升，一服八合，日三夜再，若能每服一升佳。

治癰疽內虛，黄耆湯方。

黄耆　人參　甘草炙　芍藥　當歸　生姜各三兩　大棗二十枚　乾地黄　茯苓各二兩　白朮一兩　遠志一兩半

右十一味，以水一斗三升，煮取四升，去滓，分溫四服。

治癰疽，五味竹葉湯方。

竹葉切，二升　五味子　前胡　當歸　乾地黄　人參各二兩　小麥二升　黄耆　黄芩　麥門冬去心　生姜各三兩　甘草一兩半，炙　升麻一兩　大棗十四枚　桂心半兩

右十五味，先以水二斗，煮竹葉、小麥，取一斗，去滓，內諸藥，煮取三升，分溫四服，日三夜一。

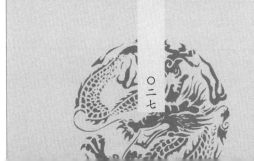

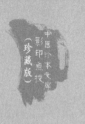

治痈疽发背乳大去脓后,虚慑少气欲死,服此远志汤方。

远志去心　当归　甘草炙　桂心　芎䓖各一两　黄耆　人参　麦门冬去心,各三两　茯苓二两　干地黄二两　生姜五两　大枣十四枚

右件十三味,以东流水一斗,煮取三升二合,分温四服,日三夜一。

治发背乳,下复住,服此白石脂汤方。

白石脂四两　龙骨三两　当归　桔梗　女萎　黄连去毛　甘草已上各二两　白头翁一两　干姜三两

右九味,以水九升,煮取二合,分四服,下住便止,不必尽服,当下未即来日止。

治发痈疽取利,热,小便退不用食物,竹叶汤方。

淡竹叶切,三升　小麦二升　干地黄　人参　黄芩　前胡　升麻各二两　麦门冬去心　生姜　黄耆　芍药各三两　大枣十四枚

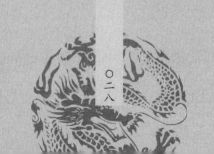

桂心半两　远志半两，去心
当归一两　甘草炙

右十六味，切，先以水一斗八升，煮竹叶、小麦，取一斗，去滓，内诸药，又煮，取三升，分二服。羸者分四服，日三夜一。

治痈疽取下后热少退，小便不利，竹叶汤方。

淡竹叶切，一升　小麦三升　干地黄四两　黄耆　人参　甘草炙　芍药　石膏末　通草　升麻　黄芩　前胡各二两　大枣十四枚　麦门冬三两，去心

右十四味，先以水一斗六升，煮竹叶、小麦，取九升，去滓，内诸药，煮取三升二合，强即分三服，羸即四服，日三夜一。

治痈疽取利后，热，小便不利，竹叶汤方。

竹叶切，三升　小麦二升　人参　黄芩　前胡　芍药　甘草炙　干地黄　当归　桂心各二两　黄耆三两　麦门冬三两，去心　龙骨三两，碎　牡蛎末一两　赤蜻蜓三十枚，炒　大枣十四枚，去核

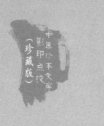

右十六味,以水二斗,煮竹叶、小麦,取一斗,去滓,内诸药,煮取四升,分四服,日三夜一。

治发背痈,及发乳,兼味竹叶汤方。

淡竹叶切,三升　小麦三升　黄耆　黄芩　五味子　人参　前胡　干地黄　当归各二两　大枣十四枚　麦门冬去心,二两　升麻一两　桂心半两　甘草一两,炙　生姜三两

右十五味,以水二斗,煮竹叶、小麦,取一斗,去滓,内药,煮取三升,分温三服,一日服。

治发背已溃,而下不住,白石脂汤方。

白石脂四两　龙骨三两　当归二两　桔梗二两　女萎　白头翁各四两　黄连二两　干姜三两

右八味,以水九升,煮取三升三合,去滓,服八合,日三夜一。

治发背已溃,大脓汁,虚惙少气力,内补,黄耆汤方。

黄耆三两　干地黄　人参　茯苓各二两　当归　芍药　芎䓖

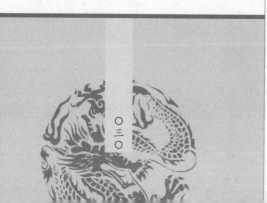

桂心　远志去心，各一两　甘草一两半　麦门冬去心，三两　生姜五两　大枣十四枚

右十三味，以水一斗，煮取三升二合，去滓，分温四服，日三夜一。

治痈疽内虚热，生地黄汤方。

生地黄五两　人参　甘草炙　芍药　茯苓　芎䓖　通草　黄芩　当归各二两　大枣二十枚　竹叶切，三升

右十二味，以水三斗，煮竹叶，取半，去滓，内诸药，煮取四升，分五服，日三夜二，能服一升可佳。

治发背，黄耆汤方。

黄耆　黄芩　远志　麦门冬去心，各二两　干地黄　人参　芎䓖　甘草炙　芍药　当归各一两　大枣二十枚　生姜五两　鸡肶胵二具，勿去皮　桑螵蛸十四枚，炙

右十四味，㕮咀，以水一斗先煮，取四升五合，一服九合，日三服，夜一服。

治炎疽，枳实汤方甘林所秘不得。

枳实炙　夜干　升麻
干地黄　黄芩　前胡各三两
犀角一两半　大黄二两半
麝香半两　一方用甘草二两。

右九味，㕮咀，以水九升，煮取，分温三服须差也。

治肠痈，大黄汤，痈之为病，诊小腹肿痞坚，按之则痛，或在膀胱左右，其色或赤或白，色坚大如掌热，小便欲调时，色色，汗出时复恶寒，其脉迟坚者，未成脓也。可下之，当有血，脉数，脓成，不可服此方。

大黄四两　牡丹三两　芥子半升　消石三合　桃人五十枚，去皮炒切之

右五味，㕮咀，以水六升五合，分为两服，脓下，无者下血大良。

治背上初欲作疹，便服此，大黄汤方。

大黄三两　栀子一百枚，去皮　升麻　黄芩　甘草炙，各三两

右五味，以水九升，煮取三升半，分为三服，得快下，数行便止，不下更服。

治妇人妬乳，辛夷汤方。

辛夷一升，去毛　大枣三十枚　桂长一尺　防风二分

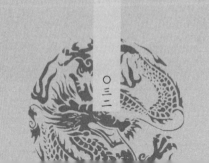

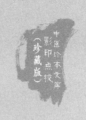

白术 甘草炙,一尺 生姜二分 泽兰切,一升

右八味,切,以水一斗,煮取三升,分温三服。

治妇人客热,乳结肿,或溃,或作痈,内补,黄耆汤方。

黄耆 茯苓各三两 芍药二两 麦门冬去心,三两 甘草炙,二两

厚朴一两,炙 人参三两 生姜四两 干地黄三两

右九味,切,以水一斗二升,煮取三升,分五服,日三夜一。

治痈肿患热盛,黄耆汤方。

黄耆 麦门冬三两,去心

黄芩六分 栀子十四枚 芍药二两 苦蒌二两 干地黄二两 升麻一两

右八味刲,以水一斗,煮取三升,分温三服。

治发痈疽,肿溃,去脓多,里有虚热,内补,黄耆汤方。

黄耆二两 茯苓 桂心 人参各二两 麦门冬三两,去心 甘草六分,炙

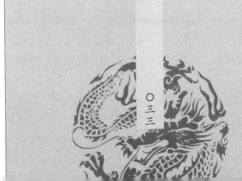

生姜四两　远志二两，去心
当归二两　五味子四两　大枣二十枚

右十一味，切，以水一斗，煮取四升，分六服，日四夜二。

治痈去脓，多虚满上气，竹叶汤方。

竹叶切，二升　半夏二两，汤洗　甘草二两，炙　厚朴炙，三两　小麦二升　生姜五两

当归一两　麦门冬二两，炙　人参　桂心各一两　黄芩三两

右十一味，切，以水一斗半，先煮竹叶、小麦，取九升，去滓，又煮诸药，取二升，分温三服。

治痈疽肿，烦热，增损竹叶汤方。

竹叶切，一握　当归　茯苓　人参　前胡　黄芩　桂心　芍药各二两　甘草三两，炙　大枣二十枚　小麦一升　麦门冬一升，去心

右十二味，切，以水一斗六升，煮竹叶、小麦，取一斗一升，去滓，内诸药，煮取三升，分服，日三。夜重，加黄耆二两。胸中恶，加生姜六两，下者减芍药、黄芩各六分。如体强羸者，以意消息之。

治痈疽，后补塞去客热，黄耆汤方。

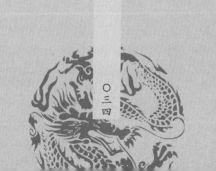

黄耆　生姜　石膏末
甘草炙　芍药　人参已上各二
两　知母　茯苓各一两　桂心
六分　麦门冬二两,去心　大
枣十四枚　干地黄一两

右十三味,切,以水一
斗二升,煮取四升,分温四
服,日三夜一。

刘涓子鬼遗方卷第四

九江黄父痈疽论。

释痈疽色诊。

相痈疽知是非灸法。

相痈疽知有脓可破法。

治痈疽肿松脂帖方。

治痈疽肿松脂帖方。

治痈疽松脂帖肿方。

治痈疽升麻薄极冷方。

治痈疽白敛薄方。

治痈疽始一二痛，猪胆薄方。

治痈疽肿热盛除热，黄耆汤方。

治客热郁积在内，或生痂，黄耆汤方。

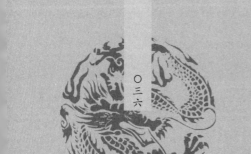

治癰未潰黃耆湯方
治癰內補竹葉湯方
治補度冷下赤石脂湯方
治取冷過寒下溫中湯方
治斷下補胃附子湯方
治癰及惡瘡豬蹄湯洗方
治癰腫壞多汗豬蹄湯方
治肘疽方
治癰最膿增損散方
治癰消膿木占斯散方
治發背婦人發房木占斯散方
治諸癰腫未潰甖麥散方
治疥食惡肉散方
治痈疽食惡肉散方

治痈未溃，黄耆汤方。
治痈内补竹叶汤方。
治补度冷下赤石脂汤方。
治取冷过寒下温中汤方。
治断下补胃，附子汤方。
治痈及恶疮猪蹄汤洗方。
治痈肿坏多汗猪蹄汤方。
治肘疽方。
治痈最脓增损散方。
治痈消脓木占斯散方。
治发背妇人发房木占斯散方。
治诸痈肿未溃甖麦散方。
治疮食恶肉散方。
治痈疽食恶肉散方。

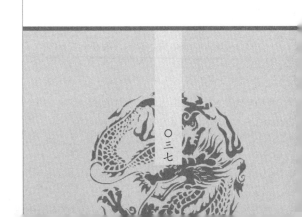

治癰疽兌膏方

治食宾青龙膏方

治痈疽金疮生肌膏方

治痈发坏出脓血黄者膏方缺

治㿗疽侵淫疮膏方缺

治㿗疽或如桃核鸡子㶳热擔汤方缺

治㿗诸疽十指㶳热猪蹄汤方缺

治㿗疽多汁浸大粉散方缺

治丹痈疽始发㶳热擔汤方。

黄父痈疽论

九江黄父问于歧（岐）伯曰：余闻肠胃受谷，上焦出气以温分宾，而养骨节，通凑理，中焦出气如露，注谿谷，而渗孙脉，津液和调，变化而赤为血。血和则孙脉先满，乃注络脉，络脉皆盈，乃注于经脉，句有脱误，阴阳巳张，因息乃行。行有经纪，周有道理，与天合同，不得休止，切而调之。从虚去实，写（泻）则不足，疾则气减，留则先后，从实去虚，补则有余。血气已调，形神乃持。余已知血气平与不平，未知痈疽之所从生。成败之时，死生之期，期有远近，何以度之，可知闻乎？

歧（岐）伯曰：经脉流行不止，与天同度，与地同纪。故天宿失度，日月薄蚀，地经失纪，水道流溢，草苜不成，五谷不殖。径（经）路不通，民不往来，庵聚邑居，别离异处，血气犹然，请言其故。

夫血脉荣卫，周流不休，上应星宿，下应经数。寒客于经络之中，则血泣。血泣则不通，不通则卫气归之，不得复反，故痛肿。寒气化为热，热胜则腐肉，肉腐则为脓，脓不写（泻），则烂筋，筋烂则伤骨，骨伤则髓消，不当骨空，不得泄泻。血枯空虚，筋骨肌肉不相荣，经脉败漏，薰于五脏，五脏伤，故死矣。

黄父曰：愿闻于痈疽之形，与其期日。

歧（岐）伯曰：略说痈疽极者，一十八种。痈发于嗌，名曰猛疽。猛疽不治，则化为脓，脓塞其咽，半日死。其为者写（泻）则已，含豕膏无冷写（泻），三日而已一方无冷食。发于颈者，名曰天疽，其状痈大而赤黑，不急治则热气下入渊脉，腋，前伤任脉，内薰肝肺，十余日死。阳气大发消脑，名曰脑烁，其色不乐，项痛如刺，以藏头乘心者不治，本作留字。发于肩及髃者，名曰疵痈。其状赤黑，急治之，此令人汗出至足，不害五藏。

发于腋下，赤坚者，名曰米疽。治之以砭石，欲细而长，疏砭之，涂以豕膏，六日已，勿裹之。其疽坚而不溃者，为马刀夹缨，急治之。

发于胸者，名曰井疽。其状如大豆，三四日起，不早治，下入腹，不治，十日死。

发于膇者,名曰甘疽。其状如谷实葌萎,常苦寒热,急治之去其寒热,十岁误似误,死,后脓自出。

发于胁者,名曰改訾,改訾者女子之病也。久之其疾大痈脓,其中乃有生肉,大如赤小豆,治之,剉陵翘草根各一升,以水一斗六升煮之,竭为三升,即强饮,厚衣坐釜上,令汗出至足已。

发于股阳明,名曰股瓮疽,其状不甚变,而痈脓附骨,不急治,四十日死。

发于股阴,名曰赤施疽,不急治,六十日死,在两股之内,不治六日死。一方云十六日死。发于尻,名曰兑疽,其状赤坚大,急急治之,不速治,三十日死。

发于膝,名曰雌疽,其状大痈,色不变,寒热而坚,勿破,破之死。须以手缓柔之,乃破。

诸疽发于节,而相应之者,不可治之也。

发于阳者,百日死。

发于阴者,四十日死。

发于胫,名曰菟啮,其状赤至骨,急治之,不治煞人。

发于踝,名曰走浅,其状大痛也。色不变,灸而止其寒热,不死。

发于足上下,名曰四淫,其状如大痈,不急治之,百日死。

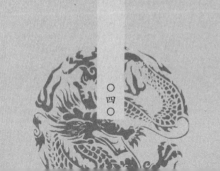

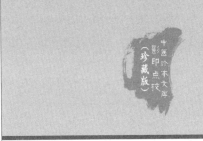

发于足傍,名曰厉疽,其状不大,初从小指发,急治之,去其黑者,不消辄益,不治百日死。

发于足指,名曰脱疽,其状赤黑,死不治。不赤黑不死,治之不衰,急斩之,不则死矣。

夫痈疽者,初发始微,多不为急,此实奇患。惟宜速治之,急治不苦速,成病难救,以此致祸,能不痛哉。具述所怀,以悟后贤谨按黄父痈疽论,所著缓急之处,生死之期,如有别痈之形色,难易之治如左。僧纳私撰是用。非是先贤,恐后高雅,故记之名字,令惑之耳。

发皮宍浅,肿高之,赤即消,不治亦愈。

发筋宍深,肿下之坚,其色或青或黄白黑,或复微热而赤,宜急治之。成消中半,发附骨者,或未觉肉宍,肉宍已殃者,痈疽之甚也。肉宍,肉宍似误,按宍即肉字也。

凡发背,外皮薄为痈,皮坚为疽,如此者多现先兆,宜急治之。皮坚甚大者,多致祸矣。

夫痈坏后有恶宍当者,以猪蹄汤洗其秽,次传食宍膏散,恶宍尽,乃传生肌膏散,乃摩四边,令善宍速生。

当须绝屋室,慎风冷,勿自劳动,须筋脉复常,乃可自劳耳。不尔,新宍易伤,则重发,便益溃烂,慎之!慎之!

相痈疽知是非可灸法

痈疽之甚,未发之兆,肥汤为始,始发之始,或发日疽崑,似若小疬,或复大痛,皆是微候,宜善察之。欲知是

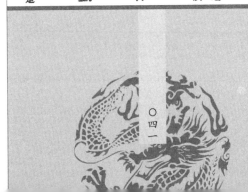

非，重按其处，是便隐复按四边，比方得失，审定之后即灸。第一便灸其上二三百壮，又灸四边一二百炷。小者灸四边，中者灸六处，大者灸八处，壮数处所，不患多也。亦应即帖即薄，令得所即消，内服补暖汤散。不已，服冷药，外即冷薄。不已，用热帖，帖之法，开其口泄热气。

相痈疽知有脓可破法

痈大坚者未有脓，半坚薄，半有脓，当上薄者，都有脓，便可破之。所破之法，应在下逆上破之，令脓得易出。用排针。脓深难见，上宍厚而生宍，火针。若外不别有脓，可当其上，数按之，内便隐痛者，宍㶂，坚者未有脓也。按更痛于前者，内脓已熟也。脓泄去热气，不尔长速，速即不良。

治痈疽肿，松脂帖方

黄蘗　芎䓖　白芷　白敛　黄耆　黄芩　防风　芍药　茵草　白蜡　当归　大黄各一两　细辛二分　䐃脂三两　松脂二斤

右十六味，切曝干极燥，微火煎三上，下手不得离，布绵绞去滓，帖之。

治痈疽肿，松脂帖方。

当归　黄耆　黄连　芍药　黄芩

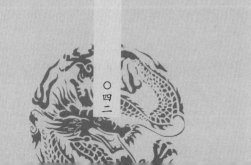

大黄　腊蜜　芎䕟各一两
松脂一斤半，陈　胭脂一合半

右十味，细切合煎，微火三上下，膏成，绵布绞去滓，向火，涂纸上，贴之。

治痈疽，松脂贴肿方。

松脂一斤　大黄三分　胭脂一两　细辛半分　黄芩一分半　防风半分　白芷　白敛　芎䕟　当归　芍药　商草　黄连　白蜡　黄檗各一分

右一十五味，细切曝令极燥，先煎脂蜡，下松脂洋尽，内诸药二上下，候色足，绞以绵布，水中以新竹片上火炙之，施纸上贴之，此药大秘，实有奇效，不妄傅之。

治痈疽，升麻薄极冷方。

升麻一两　大黄一两　白敛六分　黄耆一两　黄芩六分　白及一分，干者　牡蛎二分，粉　龙骨一两　甘草二分，炙　芎䕟一两右十味，筛和，以猪胆调，涂布传之痈上，燥易之。

治痈，白敛薄方。

白敛　大黄　黄芩各等分

右三味，捣筛，和鸡子白，涂布上，薄痈上二，燥辄易之，亦可治。又以三指撮，置三升水，中煮三沸，绵注汁，拭肿上数十过，以寒水石沫，涂肿上，纸覆之，燥复易。一易辄以煮汁拭之，昼夜二十易之。

治痈疽始一二日，痛微，内薄令消，猪胆薄方。

黄耆　龙骨　青木香　栀子人　羚羊角　干地黄　升麻　白敛　大黄　黄蘗　黄芩　芎藭　赤小豆　麻黄去节　黄连　犀角一两

右十六味，各等分，捣筛，以猪胆调令如泥，以故布开口，如小豆大，以泄热气。

治痈肿热盛，口燥患渴，除热止渴，黄耆汤方。

黄耆　苦蒌　干地黄　升麻各二两

麦门冬三两,去心　栀子三十枚　芍药三两　黄芩一两半

右八味,以水一斗,煮取三升,分温三服。

治客热郁积在内,或生疖,黄耆汤方。

黄耆二两　人参一两　芎劳　当归　甘草各一两,炙

远志去心　干地黄各二两　大枣二十枚　生姜五两　麦门冬去心,五两

右十味,切,以水一斗二升,煮取三升,分温三服。

治痈未溃,黄耆汤方。

黄耆四两　甘草二两,炙　桂心三两　芍药　半夏　生姜各八两　饴一斤

右七味,以水七升,煮取三升,饴化,分三服。

治痈内补,竹叶黄耆汤方。

竹叶切,一升　黄耆四两　甘草二两　芍药四两　黄芩一两　人参二两　桂心一两,如冷,用半两　大枣十二枚　干地黄二两　升麻三两　茯苓　生姜各一两

右十二味，以水二斗，煮竹叶，澄清，取九升，内诸药。更煮取三升，分温三服。

治补虚冷下，赤石脂汤方。

赤石脂　人参　甘草炙
干姜各二两　龙骨一两，碎
附子大者一枚，炮

右六味，切，以水八升，煮取二升半，去滓，分温三服。如人行十里，进一服。

治取冷过寒下饴见出，温中汤方。

甘草六分，炙　干姜六分
附子炮去皮，破六分　蜀椒二百四十粒，去口者出汗

右四味切，以水六升，煮取二升，分温三服。

治断下补胃，附子汤方。

附子二分，炮　当归　人参　黄连　甘草炙，各一两
干姜　桂心　芍药各二分　蜀椒去汗目闭口，半分

右九味，以水五升，煮取一升五合，去滓，分温二服。

治癥瘡及恶瘡，有恶宍，猪蹄汤洗方。

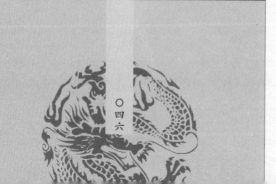

猪蹄一具治如食法　白敛二两　白芷二两　黄连一两　狼牙二两　芍药二两　黄芩　独活　大黄各一两

右九味，以水三斗，煮猪蹄，一斗五升。去蹄，内诸药，又煮取五升，洗疮，日四次，甚良。

治痈疽肿坏多汁，猪蹄汤方。

猪蹄一具，治如食法　芎䓖　甘草炙　大黄　黄芩各二两　芍药三两　当归一两

右七味，先以水一斗五升，煮蹄，取八升。去蹄，内诸药，更煮取三升，更去滓，及温，洗疮上，日三。亦可以布内汤中，薄疮肿上，燥复之。

治肘疽方

黄连　皂荚各等分，炙去皮子

右二味，捣下，和以淳苦酒，调令如泥，涂满肘，以绵厚薄之，日三易，良。

治痈疽最脓，增损散方。

黄耆五分，脓多倍之　小豆一分，热，口干倍之　芎䓖二分，肉未生倍之。　白敛三分，有脓，疮不合，倍之　苦蒌三分，若小便利，倍之

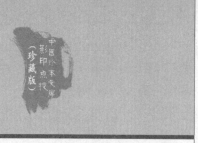

右六味，捣筛，令细，酒调，温服方寸匕，日三。

治痈消脓，木占斯散方。

木占斯 桂心 人参 细辛 败酱 干姜 厚朴 甘草炙 防风 桔梗已上各一两

右十味，捣筛酒服方寸匕，入咽，觉流入疮中。若痛及疽亦之不能发，坏者可服之。疮未坏，去败酱。已发脓，内入败酱。此药时有化痈疽成水者，方正桂为异，故两存焉。案：正桂句似误。

治发背，及妇人发房，并肠痈，木占斯散方。

木占斯 厚朴炙 甘草炙 细辛 苦蒌 防风 干姜 人参 桔梗 败酱已上各一两

右十味，捣筛，清酒服方寸匕，日七夜四，以多为善。败酱，草名也。病在上者当吐，在下者当下脓血，此谓肠痈之属也。诸病在里，惟服此药，即觉有力，及痈疽便即复痛，长服治诸疮及疽，痔疮已溃，便即早愈。凡俗流医，不知用此药发背，有不善而渴，便勤服之。若药力行，觉渴，心便消散。若虽服坏，终无苦，但昼夜服勿懈也。发此药消散，不觉肿去时即愈。或长服，即去败酱，偏治妇人乳肿，诸产疵，速愈，良。又云，惟

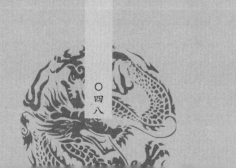

服有异，始觉背，有不善之也。

治诸痈疽已溃未溃，疮中疼痛，脓血不绝，瞿麦散方。

瞿麦　白芷　黄耆　当归　细辛　芍药　薏苡人　芎䓖　赤小豆末，各一两

右九味，先以清酒小豆出于铜器中，熬令干，复渍，渍后复熬，五过止。然后治末，合捣筛，温酒服方寸匕。昼夜各五，三日后痛痒者，肌肉也。

又方，用苦酒渍小豆，多痛，倍瞿麦，疮口未开，倍白芷，多脓，倍黄耆、薏苡人、芍药等。

治痈，食恶宍散方。

藜芦一分半　真珠一分半　石硫黄　雄黄　麝香各三分　马齿　矾石煞　漆头芦茹各三分

右九味，筛捣粉疮上，亦可为膏和傅疮上。

治痈疽，食恶宍散方。

雄黄一两　矾石一分，熬
芦茹一两

右三味，捣筛，稍著之，随用多少，不限一两。

治痈疽，兑膏方。

当归　芎䓖　白芷　松脂各二两　乌头一两　猪脂二升　巴豆十枚，去心皮

右七味，㕮咀，内膏中，微火合煎三沸已，内松脂，搅合相得，以绵布绞之，去滓，以膏著绵絮兑头尖作兑之。疮虽深，浅兑之脓就兑尽。即生善肉，疮浅者不足兑，著疮中，日三，恶肉尽则止。

治食宍青龙膏方。

白矾二两，火煉末之　熟梅二升，去核　盐三合　大钱二十七枚

右四味，于铜器中猛火投之，摩灭成末，乃和猪脂，捣一千杵，以涂疮上，甚痛勿怪。此膏食恶宍尽，复著，可傅蛇衔膏涂之，令善宍复生。

治痈疽金疮，生肉膏方。

大黄　芍药　黄耆　独活　白芷

芎䓖各一两　当归一两　薤白二两　生地黄三两

右九味，㕮咀，以盛煎猪膏三升，煎三上下，以绵布绞去滓，用兑摩，多少随意，常用之。

治丹痈疽始发，焮热，浸淫长成，擒汤方。

升麻　黄芩各三两　黄连　大黄各二两　当归一两　甘草一两，炙　芎䓖二两　芒消（硝）三两　羚羊角一两

右九味，㕮咀，以水一斗三升，煮取五升，绞去滓。铛中内芒硝，上火，搅令成沸，尽，滓稍分，适冷热，贴帛擒肿上数过，其热随手消散。王练甘林所秘，不传此方。

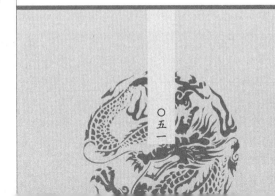

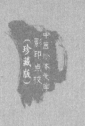

刘涓子鬼遗方卷第五

治痈疽败坏，生肉地黄膏方。

治痈疽疮生肌，黄耆膏方。

治发背乳急痛，生肉膏方。

治痈疽肿痛，坚强不消，黄芩膏方。

治痈疽止痛，鸥脂膏方。

治痈疽金疮，续断膏方。

治痈疽金疮，止痛，甜竹叶膏方。

治痈疽败坏，生肉，茵草膏方。

治痈疽败坏脓烂，蛇衔膏方。

治痈疽食肉膏方。

治痈疽食肉大黄膏方。

治痈疽食恶肉，芦茹膏方。

刘涓子鬼遗方卷第五

治痈疽败坏，生肉地黄膏方
治痈疽疮生肌黄耆膏方
治发背乳急痛生肉膏方
治痈疽肿痛坚强不消黄芩膏方
治痈疽止痛鸥脂膏方
治痈疽金疮续断膏方
治痈疽金疮止痛甜竹叶膏方
治痈疽败坏生肉茵草膏方
治痈疽败坏脓烂蛇衔膏方
治痈疽食肉膏方
治痈疽食肉大黄膏方
治痈疽食恶肉芦茹膏方

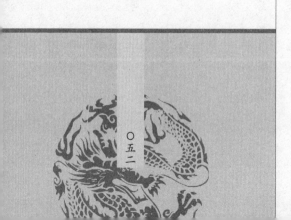

治痈疽始作便败坏膏方。

治久病疥癣膏方。

治病疽恶疥癣，五黄膏方。

治病疥癣散热，水银膏方。

治面䵟皰，麝香膏方。

治面瘢皰，木兰皮膏方。

治瘢皰，鸬鹚屎膏方。

治发颓生发膏方。

治妇人乳肿，丹参膏方。

治头白颓经年，五味子膏方。

治疽漏病疥，恶疮膏方。

治久病疽诸疮，野葛膏方。

治丹砂膏三首。

赤膏治百病方。

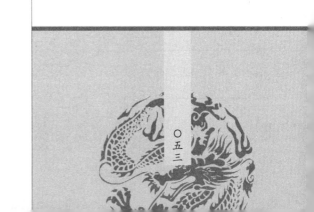

治㶿疽,丹砂膏方。

治㶿疽,麝香膏方。

治钉肿,芎䓖膏方。

治㶿疽始发,丹砂膏方。

治风温病疽诸恶疮膏方。

治瘑疥诸恶疮,丹砂膏方。

治小儿头疮,紫草膏方。

治小儿热疮,水银膏方。

治火疮,柏皮膏方。

治㶿疽浸淫广大,羊髓膏方。

治热毒疮,升麻膏方。

治热疮,生地黄膏方。

治诸疮烂,雄黄膏方。

治瘑疥疽漏,水银膏方。

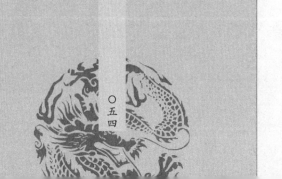

治痱瘰疬疮，白芷膏方。

治皮肤中热痱瘰，白敛膏方。

治热疮，生地黄膏方二。

治温热诸疮，黄连膏方。

治热疮，蛇床子膏方。

治热疮，木兰膏方。

治热疮，黄连膏方。

治灸疮，甘草膏方。

治诸痈破大去脓，黄耆膏方。

治痈疽已溃，白芷摩膏方。

治诸疽疮膏方。

治鼻中塞白芷膏方。

治竹木所刺手脚，羊屎膏方。

治汤泪人肉烂坏，术膏方。

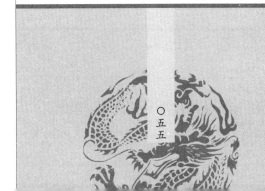

治火烧烂坏，柏皮膏方。

治久病瘑疽恶疮，芦茹膏方。

治妇人妬乳生疮，雄黄膏方。

治恶疮，麝香膏方。

治头疮骨疽，牛屎薰方。

治诸伤六物灭瘢膏方。

治痈疽败坏，生肉地黄膏方。

生地黄一斤 辛夷 独活 当归 大黄 芎藭 黄耆 薤白 白芷 芍药 黄芩 续断各二两

右十二味，切，以腊月猪脂四升，微火煎，白芷色黄膏成，绞去滓，傅日四。

治痈疽疮生肉，黄耆膏方。

黄耆 细辛 生地黄 蜀椒去目闭口汗 当归 芍药 薤白 白芷 丹参 甘草炙 苁蓉 独活 黄芩已上各一两 腊月猪脂一斤半

右十四味，细切，以苦酒一升二合，夏即渍一日，冬二夜，微火煎三上下，酒气尽成膏，傅之，极良。

治发背乳，口已合，皮上急痛，生宍膏方。

丹参　防风　白芷　细辛　芎藭　黄芩　芍药　甘草炙　黄耆　牛膝　槐子　独活　当归

右十三味，切，以腊月脂五升，微火煎三上下，白芷黄膏成，病上摩，向火，日三四。

治痈疽肿痛坚强，不消，不可用傅贴处，黄芩膏方。

黄耆　黄芩　芎藭　白敛　防风　茵草　白芷　芍药　大黄　细辛　当归已上各一两

右十一味，哎咀，以猪脂四升，微火上煎，一沸一下，白芷黄，即成膏，傅之。坚硬者，日可十易。

治痈疽，止痛生肌，鸥脂膏方。

松脂七两　芍药　当归　芎藭　黄芩各一两　鸥脂七两　白蜡五两

右七味，哎咀，以腊月猪脂二斤二合，微火煎一沸一下，三十，过成，以摩于疮上。

治痈疽金疮，续断生宍膏方。

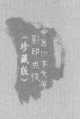

续断　干地黄　细辛　当归　芎䓖　黄耆　通草　芍药　白芷　牛膝　附子炮，制　人参　甘草炙，已上各二两　腊月猪脂四升

右十四味，呋咀，著铜器中，下膏，诸药渍之半日，微火煎三上下，白芷候黄膏成，傅之疮上，日四五过，良。

治痈疽疮，止痛生肉，甜竹叶膏方。

甜竹叶五两　生地黄四两　大戟二两　腊月脂四升　当归　续断　白芷　芮草　芎䓖　防风各二两　甘草一两半，炙　芍药一两半　蜀椒半两，去目汗闭口　细辛　大黄　杜仲各半两　黄耆半两

右十七味，呋咀，以猪脂微火煎五上下，候白芷黄膏成，傅疮上，甚良。

治痈疽败坏，生肉，芮草膏方。

芮草　当归　薤白　黄芩　甘草炙，各二两　生地黄五两　白芷三两　大黄四两　续断一两

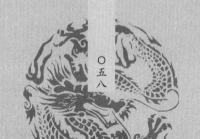

右九味，㕮咀，以猪脂三升，微火煎三沸，三上下，白芷黄膏成，傅疮，良。

治痈疽脓烂，并小儿头疮，牛领马鞍荜，及肠中诸恶，耳聋，痛风，肿，脚疼，金、木、水、火毒螫所中，众疮百疹，无所不治。

蛇衔膏方。

蛇衔　大戟　大黄　芍药　附子炮　当归　独活　茵草　黄芩　细辛　芎䓖　蜀椒去目闭口汗　薤白已上各一两

右十三味，㕮咀，以苦酒渍之，淹一夜，以猪脂二升半，微火煎三上下，膏成，绵布绞去滓。病在内，酒下弹元大。

治痈疽，食宍膏方。

松脂五两　雄黄别研　雌黄　野葛皮各二两　猪脂一斤　漆头芦茹三两　巴豆一百枚，去皮膜心

右七味，先煎松脂，水气尽，下诸药，微火煎熬三上下，膏成，绞去滓，内雄雌二黄，搅调，以膏著兄头内疮内。日方六七，勿宍兼新，故初用病更肿赤，但用如节度，恶宍尽止，勿使过也。

治痈疽，大黄食宍膏方。

大黄　附子　茵草　芎䓖　雄黄　真珠末各一两

白敛　矾石　黄芩　漆头芦茹各二两　雌黄一两

右十一味，咬咀，六物，以猪脂一升四合，微火煎三上下，末芦茹，下，煎成膏，中，以涂兑头，傅疮中，须恶肉尽，勿使过也。

治痈疽，食恶肉，芦茹散方。

漆头芦茹　矾石　硫黄　雄黄已上各二分

右四味，捣筛，搅令著兑头内疮口中，恶肉尽止，勿使过也。

治痈疽始作便败坏，发疮膏方。

羊髓一两　甘草二两　胡粉五分　大黄一两　猪脂二升

右五味，切，合脂髓，煎二物令烊，内甘草、大黄三上下，去滓，内胡粉，搅令极调，傅疮上，日四五上。

治久病疥癣，恶疮膏方。

丹砂　雄黄　雌黄　乱发洗　松脂　白蜜已上各一两

芦茹漆头者，三两　巴豆十四个，去皮心　腊月猪脂三升

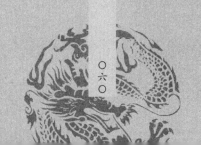

右九味,先煎乱发,消尽,内松脂,煎三上下,成膏,绞去滓,末茹,内膏中,煎,搅极调,傅疮上,日三易之。

治久病疥癣诸恶疮毒,五黄膏方。

雌黄 雄黄 黄连 黄蘗 黄芩 青木香 白芷各二两 乱发一团,鸡子大 鸡舌香一两 狼跋子四十枚

右十味,㕮咀,以苦酒半升渍诸药,一夜,以腊月脂三升,先煎发一沸,内诸药,三五沸止,绞去滓,成膏,傅疮上,日五易之。

治病疥癣恶疮,散热,水银膏方。

水银 礜石 蛇床子 黄连已上各一两

右四物,两度筛,以腊月猪脂七合和,并水银,搅令调打数万过,不见银,膏成,傅疮。若膏少,益取,并小儿疮,良。宜加芦茹一两。

治面皯皰,麝香膏方。

麝香二两 当归 附子 芎䓖

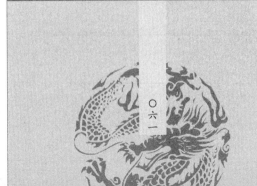

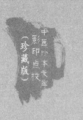

白芷 芍药已上各一两 细辛二合 杜衡二分

右八味，㕮咀，以腊月猪脂一升二合，煎，诸药三上下，绞去滓，别末。研麝香，安膏中，搅令调，傅皰上，日三易之。

治面查皰，木兰膏方。

木兰 防风 白芷 青木香 牛膝 独活 藁本 当归 芍药 杜衡 辛夷 芎藭 细辛各一两 麝香一分 附子二分，炮

右十五味，㕮咀，诸药以腊月猪脂一升，微火煎三沸，三上下，去滓，末下，搅令调。膏成傅皰上，日三。

治查皰，鸬鹚屎膏方。

右取鸬鹚屎一升，捣筛，腊月猪脂调和，傅之。

治头颊生发，白芷膏方。

白芷 蔓荆子 附子 防风 芎藭 茵草 细辛 黄芩 当归 蜀椒各一两，去汗闭口 大黄一两半 马鬐膏五合此所用多无

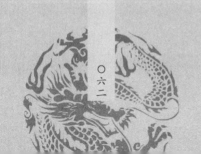

右十二味，切，以腊月猪脂三升，合诸药，微火煎三上下，白芷色黄，膏成，洗头泽发，勿近面。

治妇人乳肿痛，丹参膏方。

丹参 芍药各二两 白芷一两

右三味，以苦酒渍一夜，猪脂六合，微火煎三上下，膏成傅之。

治头白颓疮发落，生白痂，经年不差，五味子膏方。

五味子二分 免丝子五分 茯苓二分 雄黄一分 松脂二分 蛇床子 远志去心，各三分 雌黄 白蜜各一分 鸡屎半分

右十味，以猪膏一升二合煎，先内雌黄，次内鸡屎，次内蜜，次内松脂，次内诸药，并先各自末之，膏成，先以桑灰洗头后，傅之。

治疽瘘病疥诸恶疮，连年不差，并小儿头疮，悉治之，膏方。

黎芦 附子 芦茹 桂心 天雄 蛇床子 野葛皮 雄黄 乱发洗 白芷 半夏汤洗 矾石 细辛 杏人

芎䓖　芍药　白术　乌头各二两　黄连　当归　藁本已上各二两　班猫　茵草　巴豆去皮心　黄蘗　吴茱萸　蜀椒各一两，去目闭口汗

右二十七味，哎咀，以苦酒渍一夜，以腊月猪脂四斤，微火煎，令酒气尽，膏成，日四五傅，用多妙。

治久痫疽诸疮，治葛膏方。

治葛皮　黄连　细辛　杏人　茵草　芍药　黎芦　附子　乱发　芦茹　芎䓖　白芷　蛇床子　桂心　藁本　乌头　白术　吴茱萸　雄黄　矾石　天雄　当归已上各二两　班猫　巴豆去皮心　蜀椒去目汗闭口　黄蘗各一两

右二十六味，哎咀，各捣筛，以猪脂五升，于铜器内，微火煎诸药七沸上下，绞去滓，更煎，搅匀成膏，以傅疮上，日四五。

丹砂膏方三首。

丹砂五两　芎䓖三两　大黄二两　蜀椒二两，去目出汗　白芷二两　麝香三两　升麻二两

冶葛皮二两　麻黄五两,去节
丹参五两　巴豆二升,去皮心　桂心二两　附子十二枚　皂荚二两,去皮子

右十四味,以猪脂六升,春夏共用,调合,在后方消停。

又方

丹砂三两　芎䓖三两　大黄二两　蜀椒去目汗,二两　白芷二两　麝香八两　术二两　附子十二枚　干姜五分　冶葛二两　丹参六两　细辛二两　巴豆三升,去皮心

右十三味,秋冬共用,亦在年中有所宜。以意消息,药各捣罗之,巴豆细切,以苦酒渍一夜,量足,不须覆之。明旦,以猪脂成六升,铛中微火煎,三上下,膏成。勿使傍人及鸡犬猫见,其膏同治,共叙此方,须是细意事持。

又方

丹砂二两,末　蜀椒去目闭口汗　大黄　白芷　甘草炙,已上各二两　巴豆三升,去皮心　麝香　芎䓖各二两　附子二枚　升麻二两　冶葛皮　犀角　当归　乌头各二两　丹参一斤

右十五味,切,以苦酒渍之,一夜,以猪脂六升,微火煎三上下,膏成,绞去滓,用之。此膏是四时常用,日三,此方无比。

丹砂膏,叙治百病,伤寒温毒热疾,服如枣核大一枚。鼻塞取半核大,内鼻中,缩气,令人聪里。若耳聋,取如两枣核大,洋之,如水,内其耳中,三五年聋可差。或寒癖腹满坚胀及飞尸,恶毒楚痛,温酒服。霍乱当成未成,已吐未痢,白汤服枣核大。若已痢一两行,而腹烦痛,更服之。眼中风膜膜或痛,常下泪,取如粟,大注眼中,自当下止或半,目痛便愈。

又胸背喉颈痛,摩足,口中亦稍稍,令常闻有膏气,人体自有不同者,易为药,当服取利为度,老小增减。服膏之法,得利若不利,如人行十五里,可与热饮,发当预作白薄粥令冷。若过利要止者,多进冷粥便住。若能忍待药势尽自止,更佳。

赤膏,治百病方 治病同丹,砂膏用之。

冶葛皮一两　白芷一两
蜀椒二升,去目闭口汗　大黄
芎䓖各二两　巴豆三升,去皮心　附子十二枚　丹参一斤
猪脂六升

右九味,咬咀,以苦酒渍一宿,合,微火煎三上下,白芷黄,即膏成。绞去滓用,伤寒鼽鼻,温酒服如枣核大

一枚。

贼风，痈疽肿，身体恶气，久温痹，骨节疼痛，向火摩之。癞疥诸恶疮，以帛薄之。鼠瘘疽痔下血，身体隐疹，痒搔成疮，汁出，马鞍牛领，以药傅之即愈。腰背手足流肿，拘急，屈伸不快，以膏傅之，日三。妇人产乳中风，及难产，服如枣核大，并以膏摩腹立生。如食鱼哽，日五服愈。如耳聋，以膏如小豆大著耳中。患息肉，以膏内鼻中愈。眼齿痛，以膏如粢注眦中，白芦医当瞳子视，以膏如粟注眦愈。

治㿋疽，丹砂膏方。

丹砂末　犀角　夜干
大黄　芎䓖　麝香末　黄芩各二两　生地黄十两，切　升麻　前胡　沈（沉）香各三两　青木香一两

右十二味，㕮咀，以苦酒渍淹一宿，以猪脂五升，微火煎三上下，绞去滓，内丹参、麝香末，搅调，稍稍服之。

治㿋疽，麝香膏方。

麝香末　凝水石　黄芩
丹砂末　芎䓖　鸡舌香
青木香各二两　茵草三两　升麻三升　羚羊角　夜干　大黄　羊脂各三两　地黄汁一升

右十四味，切，以苦酒渍一夜，用猪脂六升，微火上煎，三上下，绞去滓，内麝香、丹砂末，搅令调，膏成以摩

病上，甚良。

治丁肿，生芎䓖膏方。

生芎䓖汁一升　丹砂二两　生地黄二斤　白芷三两　大黄三两

麝香末三两　甘草三两，炙　当归二两　升麻二两　薤白八两

右十味，咬咀，以苦酒渍一夜，猪脂五升，微火煎三上下，膏成摩于肿上。

治瘭疽始发，未曾治，宜速服丹砂膏方。

丹砂末　犀角二两　夜干三两　生地黄十两　大黄三两　升麻三两　芎䓖三两　麝香二两　前胡三两　沈（沉）香二两　黄芩三两　青木香一两

右十二味，咬咀，以猪脂五升，微火煎三上下，止，绞去滓，入麝香、丹砂末，搅令调。温酒下，如枣核大，日三服。

治风温病疽诸恶疮，经年不差，其著胸臆背，日大不可视之，恐见肺，肺髓者，皆主之，傅当火，须以意用之。

丹砂膏方。

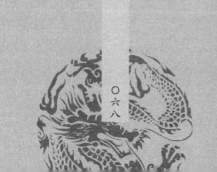

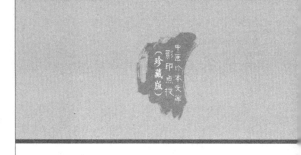

丹砂末　雄黄末　附子
天雄　干地黄　大黄　当
归　秦胶各二两　乌头　桂
心　黄连　松脂　茴芋各四
两　蜀椒一升，去目汗　干姜
二两　巴豆一百枚，去皮心
蜈蚣四枚，去头足赤者　石南
草二两

右十八味，哎咀，十六味，以苦酒一斗，渍一夜，以猪脂六升，微火煎三上下，药色，膏成绞去滓，内二石末，搅令调，傅疮有口，亦可兑疮口。此脂多治合，即随多少，苦酒不必尽一斗，以意量用之。

治病疥癣诸恶疮，丹砂膏方。

蜀椒三升，去目汗　丹砂
细辛　桂心各二两　附子三
十枚　前胡　白芷各切，一升
芎䓖切　白术　吴茱萸各
一升　当归一两

右十一味，哎咀，诸药唯椒、萸不搗，以苦酒渍一夜，令淹，以猪脂不中水者，十斤，细切，合诸药于铜器内，煎三上下，白芷黄，成膏，以绵布绞去滓。如患风温肿不消，服如弹元大一枚。

若鼻塞不通，以膏著鼻中。若青盲风目烂眦痒痛，茫茫不见细物，以绵絮裹筋头，注膏中，以傅两眦，至卧时再傅之，齿痛亦如耳聋，亦准之，诸恶痛皆治之。金疮牛领马鞍疮，亦可傅之。治下赤，腹中有痛，

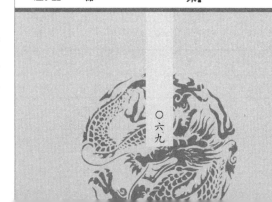

并瘘疾,在外即摩之,在内即服之,如弹元大一枚,日三服。此膏无所不治。

治小儿头疮并恶,紫草膏方。

紫草三两 黄连 女青 白芷各一两 矾石三两,烧令汗出 苦酒五合 生地榆根一两

右七味,内三味,矾石紫草,黄连为末,入诸药煎,白芷黄,膏成,傅疮上。

治小儿热疮,水银膏方。

水银二两 胡粉二两 松脂二两 猪脂四升

右四味,煎松脂,水银气出,下三物,搅令不见银,放冷,以傅疮上。

治火疮,柏皮膏方。

右皮去黑皮,用白肉,以猪脂少多,煎去滓,候凝,随意使之。

治㵟疽,浸淫广大,赤黑烂坏成疮,羊髓膏方。

羊髓二两 大黄二两 甘草一两 胡粉二分

右四味,哎咀,以猪脂二升半,并胡粉,微火煎三上下,绞去滓,候冷,傅疮上,日四五。

治热毒,并结,及肿成疮,升麻膏方。

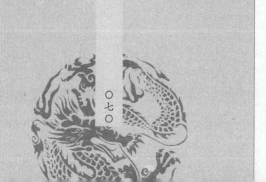

升麻三两　白术一两　牡蛎三分　白芨二两　白蔹二两　茵草二分　夜干二两　大黄二两　黄连二两

右九味，㕮咀，以猪脂三升，微火煎，膏成，绞去滓，以傅疮上，日四五。

治热疮，生地黄膏方。

生地黄　白蔹　白芷　黄连　升麻　黄芩　大黄已上各十两

右七味，㕮咀，以猪脂一升半，微火煎成膏，绞去滓，傅疮，日四五。

雄黄　矾石末　黎芦　当归　黄连　附子各二两　茵草　芎䓖　白芨各一两　巴豆六十枚，去皮心

右十味，㕮咀，以猪脂二升，微火煎膏成，绞去滓，内石末，搅调，傅疮，日四五。

治瘑疽瘘，水银膏方。

水银二两半　胡粉二两　松脂二两　猪脂四升

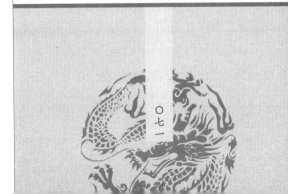

右四味，先煎松脂，水气尽，下胡粉，搅令水银尽不见，可傅疮，日三。亦治小儿痱热疮，头疮。

治痱瘭疬疮，白敛膏方。

白敛三两　白芷三两　芎䓖　大黄　黄连各二两　当归三两　黄蘗二两　豉八合，炒　羊脂三两　猪脂二升

右十味，㕮咀，以二脂合煎，内诸药，微火煎膏成，去滓，候凝，傅之，

治皮肤中热痱瘭疬，白敛膏方。

白敛　黄连各二两　生胡粉一两

右三味，捣筛，溶脂调和傅之。

治热疮，生地黄膏方。

生地黄四两　黄连四两　大黄三两　黄蘗　甘草炙　白敛　升麻各二两

右七味，㕮咀，以猪脂二升半，微火合煎，膏成，绞去滓，候凝，可傅之。

治热疮，生地黄膏方。

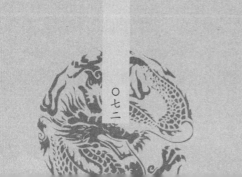

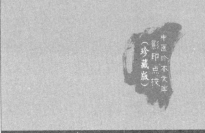

生地黄四两　黄连五两

芍药　白芨各二两　苦参

升麻各三两

右七味，㕮咀，以猪脂二升半，内诸药，同熬，膏成，去滓，候凝，傅之。

治温热诸疮，黄连膏方。

黄连　白敛　白芷各二两　生胡粉一两

右四味，细筛，用猪脂调涂之。

治热疮，蛇床子膏方。

蛇床子二两　干地黄二两　苦参一两　大黄二两　通草二分　白芷　黄连各一两　狼牙二分

右八味，捣筛为细末，用猪脂，以意调和涂之。

治热疮，木兰膏方。

木兰一两　白芷　黄连各三两　黄蘗二两　芍药一两　栀子二十一枚　黄芩二两　狼牙二两　夜干一两　蛇床子一两

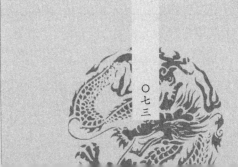

右十味，㕮咀，以猪脂二升，合诸药，微火煎膏成，去滓，涂傅之。

治热疮，黄连膏方。

黄连　生胡粉各三两　白敛二两　大黄二两　黄蘗二两

右五味为末，用猪脂以意调和涂之。

治灸疮，甘草膏方。

甘草一两　当归一两　胡粉半两　羊脂一两半　猪脂三两

右五味，㕮咀，以猪羊脂，并诸药，微火煎成膏，绞去滓，候凝，傅之。

治诸痈破后，大脓血，极虚，黄耆膏方。

黄耆　附子　白芷　甘草　防风　大黄

当归　续断　芍药各一两　苁蓉一分　生地黄五分　细辛三分

右十二味，切，以猪脂三升，内诸药，微火慢煎，候白芷黄色，膏成，绞去滓，候凝，涂疮，摩四边，口中，日四过。

治痈疽已溃，白芷摩膏方。

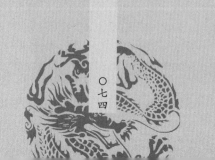

白芷三分　甘草三分　乌头三分　薤白十五枚　青竹皮如鸡子大，一块

右五味，以猪脂一升，合煎，候白芷黄，膏成，绞去滓，涂四边。

治诸疽疮膏方

蜡一两　乱发　矾石熬，各一两　松脂一两，拣　猪脂四两

右五味，先下脂，煎令消，下发，发消，下矾石，矾石消，下松脂，松脂消，下蜡，蜡消，膏成，滤过，候凝，涂傅之。

治鼻中塞，利鼻，白芷膏方。

白芷　通草　蕤核各一分　薰草二铢　羊髓八铢　当归一分

右六味，以清酒炼羊髓二过，咬咀诸药，煎膏成，绞去滓，用小豆大，内鼻，中三。

治竹木所刺入手足，壮不出脓，疼痛，羊屎膏方。

右取干羊屎捣筛，用猪脂和，以涂之疮口，立出。

治汤沃人宍烂坏，术膏方。

术二两　附子二枚，大者，炮　甘草二两　羊脂五两　松脂鸡子大，一块　猪脂五两，不入水者

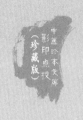

右六味微火上,煎猪脂后,内羊脂,并诸药,又煎,膏成,绞去滓,候凝,涂疮上,日三。

又方

柏树皮四两,去黑处　甘草三两,细切　淡竹叶二两,切

右三味,以不中水猪脂一升合,入药煎,膏成,绞去滓,涂疮上,日三。

又方

麻子一合,取人　柏皮一两,取白　白芷一两　生柳皮一两,去白

右四味,㕮咀,以脂一升同药煎,膏成,滤去滓,候凝,傅疮,日三。

治㾦疽疥癣,及恶疮,芦茹膏方。

芦茹三两,漆头者　雄黄雌黄末,各一两　丹砂一两,研　乱发半两,洗

右五味,捣筛,令调,煎以先用猪脂二升半,煎发,取尽,内诸药,微火更煎,候膏成,不令他人,鸡猫犬见,傅疮上,日三。

治妇人妒乳生疮,雌黄膏方。

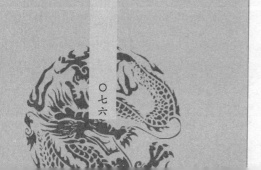

雌黄　白敛　雄黄　漆头芦茹各一两　乱发一团，如鸡子大

右五味，各研，捣筛，以不中水猪脂二升，先煎乱发令尽，下诸药，再微火煎，候膏成，放凝，涂疮上，日三四。

治诸恶疮，麝香膏方。

麝香　冷石　雄黄　丹砂各五分

右四味，各细研如粉，以腊月猪脂，量其多少，调和。如涂傅疮时，先用大黄汤，放温洗了，淹干，然后涂膏。

治头疮恶疮骨疽等，牛屎薰方。

取苦瓠，截除底，断其鼻，取牛屎，著地上，烧以无底瓠笼屎上，引烟，从瓠空中出，以疮著烟上薰之，自然止，过三度即除。

六物减瘢膏方

衣中白鱼　鸡屎白　鹰粪白　芍药　白敛　白蜂等分

右药研如粉，以乳汁和涂瘢上，日三，良。

小品减瘢方。

鸡矢白一两　辛夷人四分　白附子二分　细辛二分

右四味，酒浸一宿，以羊脂六合，微火煎三上三下，去滓，伤瘢，以甘草汤洗讫，涂之一方有桂心二分

又方

鹰屎白一两，研白蜜和涂瘢上，日三。

外科精义

元·齐德之 著

外科精义目录

卷上

论疮肿诊候入式法

论荣卫色脉参应之法

论持手诀消息法

论三部所主脏腑病证

论脉证名状二十六种所主病证

论三部脉所主证候

论三部脉所主杂病法诀

论诊候肺疽肺痿法

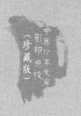

論將護忌慎法
論瘡疽腫虛實法
辯瘡腫淺深法
辯膿法
辯瘡疽癰腫證候法
辯瘡疽善惡法
貼燪法
針烙瘡腫法
內消法
托裏法

砭鐮法
溻漬瘡腫法
灸療瘡腫法
追蝕瘡疽腫法

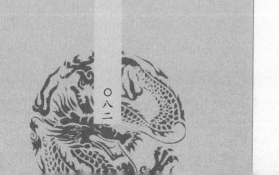

用药增损法

疗疮肿权变通类法

论五发疽　论痈疽

论附骨疽　论阴疮

论时毒　论诸疮

论丁疮肿

辨丁肿十三种形色禁忌

论瘰疬治法　论痔瘘

卷下

漏芦汤　化毒丹

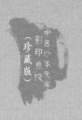

外科精要 目録

内消丸
内消升麻湯
牡蛎大黄湯
地黄煎丸
皂角煎丸
苦参丸
連翹散
枳殼丸
托裏黄芪湯
托裏茯苓湯

五利大黄湯
五香連翹湯
和血通気丸
槐角煎丸
苦参散
肺風丸
竹葉黄芪湯
五香湯
托裏茯苓湯
托裏散

内消丸　五利大黄湯

内消升麻湯　五香連翹湯

牡蛎大黄湯　和血通気丸

地黄煎丸　槐角煎丸

皂角煎丸　苦参散

苦参丸　肺風丸

連翹散　竹葉黄芪湯

枳殼丸　五香湯

托裏黄芪湯　托裏茯苓湯

托裏当帰湯　托裏散

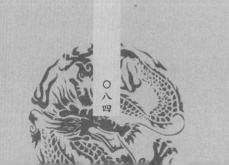

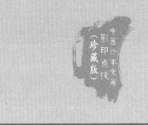

托里玄参散　内托散

内补散　内寒散

香粉散　止痛当归汤

黄芪茯苓汤　内补防风散

伏梁丸　温经丸

木香溻肿汤　升麻溻肿汤

溻肿升麻汤　猪蹄汤

甘草大豆汤　溻肿汤

洗毒汤　浴毒汤

何首乌散　八仙散

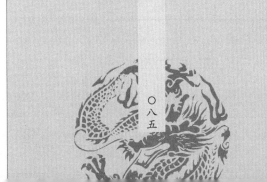

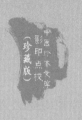

外科精义 目錄

消毒湯
應痛丸
梔子仁湯
通氣散
金銀花散
十香膏
乳香膏
消毒膏
天麻膏
靈應膏

熨風散
黃芪丸
葛根牛蒡子湯
白丁香散
皂蛤散
犀角膏
白龍膏
磨風膏
善應膏
翠玉膏

六

消毒汤　熨风散

应痛丸　黄芪丸

栀子仁汤　葛根牛蒡子汤

通气散　白丁香散

金银花散　皂蛤散

十香膏　犀角膏

乳香膏　白龙膏

消毒膏　磨风膏

天麻膏　善应膏

灵应膏　翠玉膏

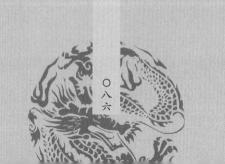

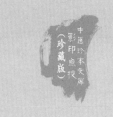

追毒散　回疮锭子

射脓丸　替针丸

治瘰疬并马老鼠疮　翠霞散

搜脓散　引脓散

乳香散　钓苓散

截疳散　抵圣散

青金锭子　白龙散

桃红散　槟榔散

金黄散　生肌散

水澄膏　拔毒散

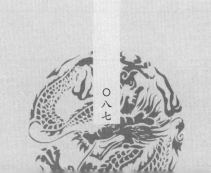

外科精义 目录

金露散　消毒散
大槟榔散　天麻散
决效散　水银膏
平肌散　神黄散
博金散　金伤散
完肌散　定血散
碧霞锭子　漏芦汤
玉粉散　香矾散
紫金散　通耳丹
菖蒲锭子　寸金锭子

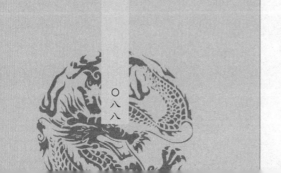

薰痔散　通灵丸
三神丸　玉芝饮子
平和饮子　玄参丸
犀角散　防风散
乌金散　刘守真疮论
没药膏　必效散
乌金散　抵圣散
应效散　白金散
如圣散　天蛾散
必效散　蛤粉散

外科精卷 目錄

薰痔散
三神丸
平和飲子
犀角散
烏金散
沒藥膏
烏金散
應効散
如聖散
必効散

通靈丸
玉芝飲子
玄參丸
防風散
劉守真瘡論
必効散
抵聖散
白金散
天蛾散
蛤粉散

九

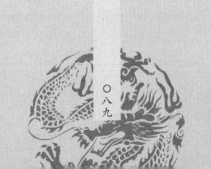

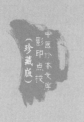

外科精要 目錄

治小兒丹瘤　治小兒疳口瘡

治破傷風并洗頭風藥　烏龍丸

紫參丸　萬靈丸

治眼　治吹奶

治痔瘡　洗痔

寸金丹　牙疳藥

迴瘡蟾酥錠子　乳香托裏散

四聖旋丁散　天丁散

萬應膏　治小兒面湮瘡

治赤白口瘡　治乾濕疥癬

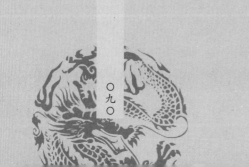

外科精義目錄

治湯火燒燙

治破傷

論炮製諸藥及單方主療瘡腫法

治破傷風

治風狗咬破傷風

治汤火烧烫　治破作风

治破伤　治风狗咬破伤风

论炮制诸药及单方主疗疮肿法

外科精义目录

外科精义卷上

医学博士选充御药院
外科太医齐德之纂集
明　新安
后学　吴勉学校正

论疮肿诊候入式法

夫医者，人之司命也。脉者，医之大业也。盖医家苟不明脉，则如冥行索途，动致颠覆矣。夫大方脉，妇人、小儿、风科，必先诊脉，后对证处药。独疮科之流，多有不诊其脉候，专攻治外，或有证候疑难，别召方脉诊察。于疮科之辈，甘当浅陋之名。噫！其小哉，如是原夫疮肿之生，皆由阴阳不和，气血凝滞。若不诊候，何以知

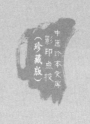

阴阳,勇怯,血气聚散耶?由是观之,则须信疗疮肿于诊候之道,不可阙也。历观古今治疗疮肿方书甚多,其间诊候之法略而未详,比夫诸科甚有灭裂。愚虽不才,辄取黄帝《素问》、《难经》、《灵枢》、《甲乙》及叔和、仲景、扁鹊、华陀、《千金》、《外台》、《圣惠总录》,古今名医诸家方论之中,诊候疮肿之说,简编类次,贯成篇帙。首载诊候入式之法,次论血气色脉参应之源。后明脉之名状,所主证候,及疮肿逆从之方,庶使为疮肿科者,览此则判然可晓,了无凝滞于胸。次一朝临疾诊候,至此则察逆从,决成败,若黑白之易分耳。

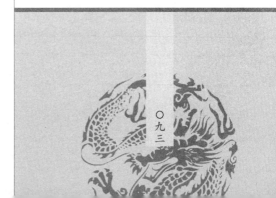

论荣卫色脉参应之法

夫天地之道，曰阴与阳，阴阳在人，曰血与气。盖血者荣也，气者卫也，荣者，荣于中，卫者，卫于外，所以荣行脉中，卫行脉外。脉者，血气之先也。血非脉，则焉能荣于中。气非脉，则焉能卫于外。二者相资而行，内则通于五脏六腑，十二经络。外则濡于九窍四肢，百节万毛，昼夜循行，如环无端，以成其度。曾于寸口变见于脉，故曰气血者，人之神也，脉者气血之神也。所以治病之始，五决为纪。盖五决者，五脏之色脉也。脉应于内，色应于外，其色之与脉当相参应。故曰能合色脉，可以万全也。凡为医，先须调明色脉。况为疮科，若于此不精，虽聪惠辨悟，亦不足委也。

论持手诀消息法

夫诊候之脉法，常以平旦为纪，阴气未散，阳气未动，饮食未进，血气未乱，经脉未隆，络脉调匀，故乃可诊有疾之脉。若遇仓卒，病患不拘此论，《内经》所谓持脉有道，以虚静为保，但可澄神静虑，调息凝心，视精明，察五色，听音声，问所苦，方始按寸尺，别浮沉，以此参照，决死生之分矣。复观患人身形长短，肥瘦老少、男女、性情缓急，例各不同，故曰形气相得者，生三五不

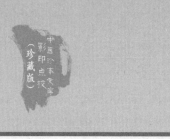

调者病。谓如室女尼冠，脉当濡而弱，婴儿孺子之脉，细而疾，三四岁者，呼吸之间，脉当七八至为平，比夫常人特不同耳。大抵男子先诊左手，女子先诊右手。男子左脉大则顺，女子右脉大则顺。大凡诊脉，先以中指揣按掌后高骨，骨下为关，得其关位，然后齐下两左右二指。若臂长人，疎排其指。若臂短人，密排其指。三指停稳，先诊上指曰寸口，浮按消息之，中按消息之，重按消息之，上竟消息之，下竟消息之。推而外之消息之，推而内之消息之。然后先关后尺消息之一类。此若诊得三部之中，浮、沉、滑、涩、迟、疾不调，何病

調者病謂如室女尼冠脈當濡而弱嬰兒孺子之脈細而疾三四歲者呼吸之間脈當七八至爲平比夫常人特不同耳大抵男子先診左手女子先診右手男子左脈大則順女子右脈大則順大凡診脈先以中指揣按掌後高骨骨下爲關得其關位然後齊下兩左右二指若臂長人疎排其指若臂短人宻排其指三指停穩先診上指曰寸口浮按消息之中按消息之重按消息之上竟消息之下竟消息之推而外之消息之推而內之消息之然後先關後尺消息之一類此若診得三部之中浮沉滑濇遲疾不調何病

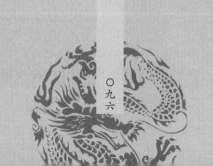

所主，外观形色，内察脉候，参详处治，以忠告之。不可轻言，谈笑乱说是非，左右瞻望，举止忽略，此庸医也。

论三部所主脏腑病论

夫诊候之道，医者之难精也。若非灯下苦辛，勤于记诵，参师访友，昼夜不遑造次，颠沛窘寐，俯仰，存心于此，安能知神圣之妙哉？古人曰：按其脉知其疾，命曰神，以悟其探迹索隐之妙也。又曰：切其脉，治其病，谓之巧，以明其指别之功也。盖三指相去毫厘之近，主病若行里之远。观夫指别之功，世人固以为难，命曰神，岂容易可至哉。常考于经脉，有三部寸、关、尺也，从

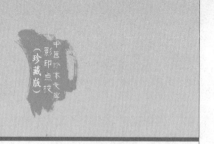

鱼际至高骨，却行一寸曰寸，从寸上一分曰鱼际，从寸至尺曰尺泽。寸后尺前为关，关前为阳，即寸口也。关后为阴，即尺脉也。阳出阴入，以关为界。寸主上焦，头手皮毛。关主中焦，腹及腰。尺主下焦，小腹及足。此三部所主大略也。又有左右两手三部为之六脉也，又有人迎、气口，神门所主又各不同。盖左手关前曰人迎，右手关前曰气口，两关之后一分，即曰神门。故脉法赞曰：肝心出左，肺脾出右，肾为命门，俱出尺部，鬼鼻谷神皆见寸口，所谓左手关前，心之部也。其经手少阴与手太阳为表里，小肠合为府，左手关上肝

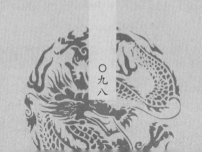

之部也。其经足厥阴与足少阳为表里，胆合为府，左手关后肾之部也。其经足少阴与足太阳为表里，膀胱合为府，右手关前肺之部也。其经手太阴与手阳明为表里，大肠合为府，右手关上脾之部也。其经足太阴与足阳明为表里，胃合为府，右手关后命门之部也。其经手厥阴与手少阳为表里，三焦合为府，此谓六部所主脏腑十二经之义也。又《脉要精微论》曰：尺内两旁，则季胁也。尺外以候肾，尺里以候腹。中附上，左外以候肝，内以候膈。右外以候胃，内以候脾上，附上右外以候肺内，以候胃中。左外以候心，内以候亶中，前以候前，后以候后，上竟上者，胸喉中事也。下竟下者，小腹，腰股，膝胫，足中事也。粗大者，阴不足，阳有余，为热中也。来疾去徐，上实下虚，为厥，巅疾来徐去疾，上虚下实，为恶风也。故中风者，阳气受也。有脉俱沉细数者，少阴厥也。沉、细、数、散者，寒热也。浮而散者，为眴仆，诸浮而数者，皆在阳，为热，其有躁者在手。

诸细而沉者，皆在阴，则为骨痛，其有静者，在足数动一代者，病在阳之脉也。泄及便脓血，诸过者切之涩者，阳气有余也。滑者阴气有余也。阳气有余为身热无汗，阴气有余为多汗身寒，阴阳有余则无汗身寒。推而外之，内而不外者，有心腹积也。推而内之，外而不内者，身有热也。推而上之，上而不下者，腰足清也。推而下之，下而不上者，头项痛也。按之至骨，脉气少者，腰脊痛而身有痹也。已上诸疾，若非指明心了，乌可得而妙也。又《平人气象论》曰：一呼脉再动，一吸脉亦再动，呼吸定息，脉行五动，为以大息不大，不小不长，不短不滑，不涩不浮，不沉不迟，不数，命曰平人。平人者，不病也。盖平人之常气，禀乎胃，胃气者，平人之常气也。所以人常禀气于胃，故脉以胃气为本也。正理论曰：谷入于胃，脉道乃行，合《灵枢经》云，胃为水

寒推而外之内而不外者有心腹积也推而内之外而不内者身有热也推而上之上而不下者腰足清也推而下之下而不上者头项痛也按之至骨脉气少者腰脊痛而身有痹也已上诸疾若非指明心了乌可得而妙也又平人气象论曰一呼脉再动一吸脉亦再动呼吸定息脉行五动为以大息不大不小不长不短不滑不涩不浮不沉不迟不数命曰平人平人者不病也盖平人之常气禀乎胃胃气者平人之常气也所以人常禀气于胃故脉以胃气为本也正理论曰谷入于胃脉道乃行合灵枢经云胃为水

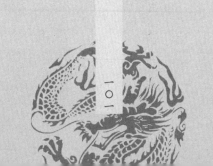

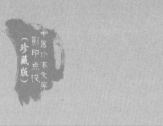

谷之海也。又曰：脉应四时，曰平，信夫四时之脉，皆以胃气为本，谓春弦夏洪，秋毛冬石。春之胃脉微弦曰平，余皆仿此，逆四时则病矣。若诊妇人之脉，妊身则慎勿乱投汤散，其妇人之脉，诊得少阴脉动甚则有子也。又曰：阴抟阳则有子也，又曰：身汗而无脉者，即有妊也。盖重身者，问其月事，观其体貌，然后主治不可忽也。又经曰：察色按脉，先别阴阳。盖阴阳者，天地之道也。是以治病者，必求其本，本于阴阳，寒暑四时，五脏之根也。以脉言之，则浮沉也。以部言之，则尺寸也。故经云：脉者阴阳之法，以应五脏，是谓呼出心与

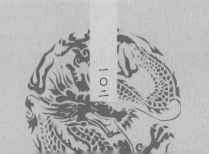

肺，吸入肾与肝，呼吸之间，脾受谷味，其脉在中也。以浮沉论之，则曰浮者，阳也。沉者，阴也。应在脏腑则浮而大散者，心也。浮而短涩者，肺也。所以心肺俱浮也。牢而长者，肝也。按之而大举，指来实者，肾也。所以肝肾俱沉也。迟缓而长者，脾也。脾为中州，所以脉在中也。仲景曰：大、浮、数、动、滑，皆阳也；沉、涩、弱、弦、微，皆阴也。阳者热也，阴者寒也，所以寒则脉来沉而迟，热则脉来浮而数。故曰诸数为热，诸迟为寒，无如此验也。《脉经》曰：诸浮为风，诸紧为痛，诸伏为聚，诸弦为饮。芤者失血，长则气治，短则气病，涩则烦心，大则病进，浮为在表,沉为在里,迟为在脏,数为在腑。又形壮脉细,少气不足以息者危。形瘦脉大,胸中气多者毙。形气相得者生,三五不调者病,三部九候皆相失者死。此先圣诊脉之大法也。故曰凡治病,则察其形气色泽,治之无候其时也。所以形气相得者生,色泽以浮者病易已。脉从四时者可治,脉弱似滑者,是有胃气,此皆易治也。若形气相失,或色夭不泽,及脉逆四时,或脉实益坚,皆不可治。经所谓必察四难而明告之,又若病热脉静,泄而脉大,脱血脉实,汗后脉躁,此皆难治也。若疮疽之人,脓血大泄,脉滑数者,难治也。凡瘘脓多，或如清泔，脉滑大散，寒热发渴者，治之无功也。若患肺疮者，咳嗽脓血，脉见洪滑，治之难瘥矣。大凡诊脉见浮数，应当发热，而反恶寒，虽头项拘急，四肢烦痛，或复战慄渴甚者，但有痛处，欲发疮肿也。

论脉证名状二十六种所主病证

夫脉之大体二十六种，此诊脉之纪纲也。细而论之，毫厘少差，举治必远。总而言之，逆从虚实阴阳而已，两者议之，以要其中，谨于诸家脉法中，撮其机要，翦去繁芜，载其精义。

浮脉之诊，浮于指下，按之不足，举之有余，再再寻之，

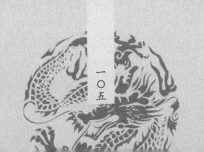

状如太过。瞥瞥然,见于皮毛,间其主表证,或为风,或为虚浮而大散者,心也。浮而短涩者,肺也。浮而数者,热也。浮数之脉,应发热其不发热,而反恶寒者,疮疽之谓也。

洪脉之诊,似浮而大,按举之则泛泛然,满三部,其状如水之洪流,波之涌起,其主血实积热。疮肿论曰:脉洪大者,疮疽之病进也。如疮疽结脓未成者,宜下之。脓溃之后,脉见洪大,则难治。若自利者,不可救治也。

滑脉之诊,实大相兼,往来流利如珠,按之则累累然,

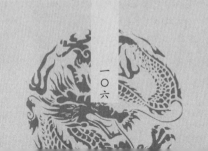

滑也，其主或为热，或为虚，此阳脉也。疮疽之病，脓未溃者，宜内消也。脓溃之后，宜托里也。所谓始为热而终为虚也。

数脉之诊，按之则呼吸之间，动及六至，其状似滑而数也。若浮而数，则表热也。沉而数则里热也。又曰：诸数为热。仲景曰：脉数不时，见则生恶疮也。又曰：肺脉洪数则生疮也，诊诸疮洪数者，里欲有脓结也。

散脉之诊，似浮而散，按之则散而欲去，举之则大而无力。其主气实而血虚，有表无里，疮肿脓溃之后

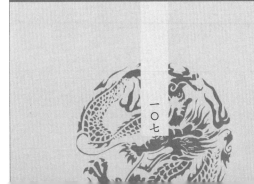

而烦痛，尚未瘥退者，诊其脉洪滑粗散，难治也。以其正气虚而邪气实也。又曰：肢体沉重，肺脉大则毙，谓浮散者也。

芤脉之诊，似浮而软，按之中央空，两边实，其主血虚，或为失血，疮肿之病。诊得芤脉，脓溃后易治，以其脉病相应也。

长脉之诊，按之则洪大而长，出于本位，其主阳气有余也。伤寒得之，欲汗出自解也。长而缓者，胃脉也。百病皆愈，谓之长则气治也。

牢脉之诊，按之则实大而弦，且沉且浮，而有牢坚之意。若瘰疬结肿，诊得牢脉者，不可内消也。

实脉之诊，按举有力而类结曰实。经曰：邪气胜则实。又病则虚人，得此最忌疮疽之人，得此宜急下之，以其邪气与脏腑俱实故也。

弦脉之诊，按之则紧而弦，其似紧者为弦，如按弦而不移，紧如内绳而转动，以此为异。春脉浮弦而平，不时见则为饮为痛，主寒主虚。疮疽论曰：弦洪相抟，外紧内热，欲发疮疽也。

紧脉之诊，似弦而紧，按之如切绳而转动，其主切痛积癖也。疮肿得之气血沉涩也，亦主痛也。

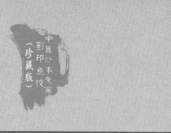

涩脉之诊，按之则散，而复来举之，则细而不足，脉涩则气涩也，亦主血虚，疮肿溃后，得之无妨也。

短脉之诊，按举则不及本位。《内经》曰：短则气病，以其无胃气也。诸病脉短，皆难治也。疮肿脉短，真气短也。

细脉之诊，按之则萦萦如蜘蛛之丝而欲绝，举之如无，而似有细而微，其主亡元阳衰也。疮肿之病，脉来细而沉时直者，里虚而欲变证也。

微脉之诊，按之则软小而极微，其主虚也。真气复者，生邪气胜者危，疮肿之病，溃后脉微而匀，举自差

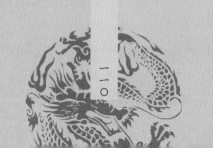

也。

迟脉之诊,按举来迟,呼吸定息方得三至,其状似缓而稍迟,瘤疾得之则善,新疾得之则正气虚惫,疮肿得之溃后自痊。

缓脉之诊,按举似迟,而稍驶于迟。仲景曰:阳脉浮大而濡,阴脉浮大而涩,阴阳同等,谓之缓脉。见长缓,百疾自疗。凡诸疮肿溃后,其脉涩迟缓者,皆易愈。以其脉候相应,是有胃气也。

沉脉之诊,举之不足,按之方见如烂绵,其主邪气在脏也。水气得之则逆,此阴脉也。疮肿得之,邪气深也。

伏脉之诊,比沉而伏,举之则无,按之至骨方得,与沉相类,而邪气益深矣。

虚脉之诊,按之不足,迟大而软,轻举指下豁然而空。经曰:脉虚则血虚,血虚生寒,阳气不足也。疮肿脉虚,宜托里和气,养血也。

软脉之诊,按之则如帛在水中,极软而沉(沉)细,亦谓之濡,其主胃气弱。疮肿得之,补虚排脓托里。

弱脉之诊,似软而极微,来迟而似有。仲景曰:微弱之脉,绵绵如泻漆之绝,其主血气俱虚形,精不足,大抵疮家,沉、迟、濡、弱,皆宜托里。

促脉之诊,按之则去数,来时一止而复来。仲景曰:阳盛则促,主热,畜于里也。下之则和疮肿,脉促亦急下之。

结脉之诊,按之则往来迟缓时一止而复来。仲景曰:阴盛则结。经曰:促结则生,代则死。

代脉之诊,按之则往来,动则中止不能自还,因而复动者,曰代脉也。代者,气衰也,诸病见之不祥。大凡疮肿之病,脉促结者难治,而况见代脉乎?

动脉之诊,见于关上,无头尾如豆大,厥厥然而动摇者是也。《脉经》曰：阴阳相抟，故谓之动。动于阳则阳气虚而发厥，动于阴则阴气虚而发热。是阳生于尺而动于寸，阴生于寸而动于尺，不可不辨也。

论三部脉所主证候

夫寸、关、尺者，脉之位也。浮、沉、滑、涩者，脉之体也。奠位分体指文语证者，诊脉之要道也。《脉经》曰：大凡诊候两手三部脉，滑而迟，不浮不沉，不长不短，去来齐等者，无病也。

寸口脉浮者，伤风也；紧者，伤寒也；弦者，伤食也；浮而缓者，中风也；浮而数者，头痛也；浮而紧者，膈上寒，胁下冷饮也；沉而紧者，心下寒而积痛，沉而弱者，虚损也；缓而迟者，虚寒也；微弱者，血气俱虚也。弦者，头痛，心下有水也。双弦者，两胁下痛也；偏绝者，不遂也；俱绝者，不治也；澉澉如羹上肥者，阳气微也；连连如蜘蛛丝者，阳气衰也。

关主中焦，胸腹中事，去来徐而缓者，无病也。浮者，腹满而不欲食，胃虚胀也。滑者，客热在胃也。数者，热结中焦也。沉伏者，中焦水气，或呕逆而吞酸也。弱者，胃气虚也。虽有虚热，不可大攻，须防热去，则生寒也。牢而实者，腹满向向噎塞而不通，或复大痛涩者，气逆也。芤则泻血，涩坚大实，按之不减而有力者，中焦实有结，伏在胃也。微者，积热不消，蛔动心悸也。

尺主下焦，腰、肾、膝、胫、足中事也。尺脉浮者，风热，小便难也。沉者，腰背痛而肾气不足。数者，脐下热痛，小便赤色而恶寒也。迟者，下焦寒而阴虚也。紧者，脐下小腹急痛也。缓者，脚弱下肿而痿痹也。弱者，下冷而肾气衰也。软者，脚不收而风痹，小便难也。伏者，小腹痛而疝瘕，谷不化也。细者，溏泄而下冷也。芤者，小便涩血而下虚也。牢而小者，足膝寒痹，脚下隐隐疼痛也。细而急者，筋挛不能行也。来而断绝者，男子小腹有滞气也，妇人月水不利也。

论三部脉所主杂病法诀

夫三部之中，俱见一脉所主，杂病略而言之。《脉经》曰：阳邪来见浮洪，阴邪来见微细，水谷之邪来见，实坚寒癖之邪来见，弦小。又曰：浮而滑者，宿食也。短而滑者，酒病也。迟而滑者，胀满也。洪而大者，伤寒也。浮而数者，伤风也。浮而急者，饮食不消，脾不磨也。沉而弦者，寒气结，而阴痛也。浮而缓者，皮肤不仁也。滑而散者，瘫痪也。迟而缓者，寒癥也。浮而涩者，霍乱也。弱而

涩者，反胃也。紧而滑者，吐逆也。短而数者，心痛也。弦而数者，为疟也。紧而急者，尸遁也。实小而坚者，病在内而冷也。浮滑而紧者，病在外而热也。短而急者，病在上也。长而缓者，病在下也。长而弦者，病在肝也。滑而洪者，病在心脾也。微而软者，病在脾肺也。浮而涩者，病在肺也。沉而紧者，病在肾也。又诀曰：诸浮为风，或为虚也。诸紧为痛，或为积也。诸涩为痹，诸弦为饮，诸数为热，诸迟为寒。芤则为失血，软则为虚。若脉沉，沉泽，泽四肢不仁者，亡祟也。或大而懈，懈者，社祟也。若脉来乍大乍小，乍短乍长者，鬼祟也。

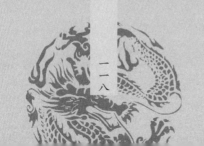

论诊候肺疽肺痿法

夫肺者，五脏之华盖也。处于胸中，主于气，候于皮毛，劳伤血气，腠理虚，而风邪乘之，内感于肺也，则汗出恶风，咳嗽短气，鼻塞项强，胸胁胀满，久久不瘥，已成肺痿也。风中于卫，呼气不入，热至于荣，则吸而不出。所以风伤皮毛，热伤血脉。风热相抟，气血稽留，蕴结于肺，变成疮疽。诊其脉候，寸口脉数而虚者，肺痿也。数而实者，肺疽也。肺痿之候，久嗽不已，汗出过度，重亡津液，便如烂瓜，下如豕脂，小便数而不渴，渴者自愈，欲饮者，欲瘥。此由肺多唾涎沫而无脓者，肺痿也。

其肺痈之候,口干喘满,咽燥而渴甚,则四肢微肿,咳唾脓血,或腥臭浊沫,胸中隐隐微痛者,肺疽也。又《圣惠》曰:中府隐隐而微痛者,肺疽也。上肉微起者,肺痈也。中府者,穴也,在云门下一寸六分,乳肋间动脉应手,陷中也。是以候始萌,则可救脓成则多死。若欲知有脓者,但诊其脉。若微紧而数者,未有脓也。紧甚而数者,已有脓也。又《内经》曰:血热则肉败,荣卫不行,必将为脓。大凡肺痈,当咳嗽短气,胸满时唾脓血,久久如粳米粥者,难治。若呕脓而不止者,亦不可治也。其呕脓而自止者,自愈。其脉短而涩者,自痊。浮大者,难治。其面色当白而反面赤者,此火之克金,皆不可治。

论将护忌慎法

大凡有疮疽生,皆只如黍粟粒许大,其状至微,人多不以为急,此蕴大患,宜速辨之,不可自忽。若能防之于未形,理之于未成,或朝觉而夕治,求治于良医,则必无危困矣。若因循慢忽,询于庸医,致令脓血结聚,委之于命,束手待毙,不以去道远乎,以致筋骨败,遗穿通脏腑,死者十有八九矣。可不慎欤!盖患疮疽之人,托命庸医,任意措置,危殆立至。若用良医,则可保痊愈。用医之际,不可不择辨之,何难。若能饱读经书,久谙证候，汤药熟闲（娴），洞明色脉，性情仁善，孝义忠信，临事不惑，处治有决，方为良医。委用勿疑，然后要在病人自克，不可恚怒，悲忧叫呼忿恨，骄恣情性，信任口腹，驰骋劳役。惟宜清静恬澹，耐烦为宜，于患人左右止息烦杂，切忌打触器物，诸恶音声，争辩是非，呪骂斗殴，及产妇淫男，体气不洁，带酒腥膻鸡犬，乳儿孳畜禽兽，并须远离。设或亲友重意问疾者，可以预嘱徐行，低声款曲伺候，礼毕躬退，勿令嗟呀惊怪话。旧引其远，赏宴药，远别亲戚，牵惹情怀，但恐病人心绪凄怆，尤不可乱举方药，徒论虚实，惑乱患人，凝滞

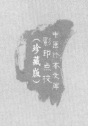

不决，只合方便省问，不可久坐多言，劳倦病人，深不长便。夫侍患者，宜须寿近中年，情性沉厚，动谨耐烦，仁慈智惠，全在调以粥药，无失时节，勿冷于患人，左右弹指，嗟咨掩泪，窃言感激病人，甚不利便。饮食之间忌慎，非细不可不载畜中，勿食驴、马、驼、骡、猪、狗、牛、羖、羊等，并杂鱼、龟、鳖、虾、蟹及淹泡臭陈自死病倒之类，慎勿尝啖飞禽之中，忌食鹅、鸭、鸿、鹰、雀、鹤、鸳鸯、鹭鸶、鸠、鸽、鸦、鸡雉及能学人言者，慎勿食之。野兽之中，忌食獐、鹿、狐、兔、虎、豹、熊、豹及爪牙害人，有毒虫兽，并父母自本命生属忌，慎勿尝啖菜蔬之中，忌食黄瓜、

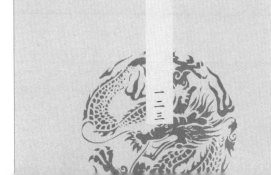

茄子、兰香、芸薹、胡荽、生菜、蓼芥、菌瓠、韭蒜、葱薤，慎勿食之。果木之中，忌食桃、杏、枣、栗、柰、梨、梅、软枣、红柿、樱桃、胡桃、榛、松、林擒及诸虫蚺。未熟之果，慎勿食之。若其疮疽，脓溃肿消，气血虚弱，则可食羊肉、鹌鹑、蔓菁、姜、酱瓜、荠、萝蔔及黄白粮米、细米稀粥软饭。若至肌肉渐生，思想滋味，则宜食白熟酥饼，斋粥羹汤，熟软温和，稀稠得中，制造如法，勿令太饱。此时犹忌馒头、蒸饼、馎饦、馄饨、肉角、煎饼及炙煿燠熻煎炒，咸酸油腻，脂肥鱼肉。若至肌肤欲平，恶肉去尽，疮口收敛之际，尚忌起立行步，揖待宾客，房酒宴会，嗔怒沐浴，

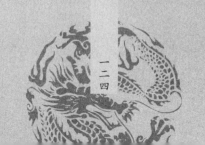

登陟台榭，运动肢体，寒暑劳倦，正宜调节饮食，保摄以待疮瘢平复，精神如故。气力完全，万无所忌，百日内慎勿触犯之。

论疮疽肿虚实法

夫疮疽脓溃，肿毒浸展，证候危恶者，须辨虚实，况夫虚者，难补实者，易泻补泻之法，不可轻用。若或少差，利害甚大。然而虚实证多端，不可不辨。有疮之虚实，有脏腑气血上下真邪，各有虚实，故不同也。分而言之，则肿起坚硬，脓稠者，疮疽之实也。肿下软慢，脓稀者，疮疽之虚也。泻痢肠鸣，饮食不入，呕吐无时，手足

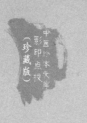

并冷，脉弱皮寒，小便自利，或小便时难，大便滑利，声音不出，精神不爽者，悉脏腑之虚也。大便硬，小便涩，饮食如故，肠满膨胀，胸膈痞闷，肢节疼痛，口苦咽干，烦躁多渴，身热脉大，精神昏塞者，悉脏腑之实也。凡诸疮疽，脓水清稀，疮口不合，聚肿不赤，肌寒肉冷，自汗色脱者，气血之虚也。肿起色赤，寒热疼痛，皮肤壮热，脓水稠粘，头目昏重者，气血之实也。头疼鼻塞，目赤心惊，咽喉不利，口舌生疮，烦渴饮冷，睡语咬牙者，上实也。精滑不滞，大便自利，腰脚沉重，睡卧而不宁者，下虚也。肩项不便，四肢沉重，目视不正，睛不了了，

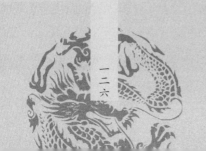

食不知味，音嘶色败，四肢浮肿者，真气之虚也。肿㶸尤甚，痛不可近。积日不溃，寒热往来，大便秘涩，小便如淋，心神烦闷，恍惚不宁者，邪气之实也。又曰：真气夺，则虚邪气胜则实。又曰：诸痛为实，痒为虚也。又曰：诊其脉洪大，而数者，实也。微细而软者，虚也。虚则补之，和其气，托里也。实则泻之，疎利而自导其气。《内经》谓：血实则决之，气虚则掣引之。

辨疮肿浅深法

夫疮候多端，欲辨浅深，直须得法。若不素知方论而妄生穿凿者，如大匠舍其绳墨，以意度量，安能中于

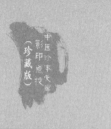

规矩哉。尝闻古人有言曰多则惑少则得简而论之则疮疽槩举有三种高而软者发于血脉肿下而坚者发于筋骨肉皮色不相辨者发于骨髓又曰凡疗疮疽以手按摇疮肿根牢而大者深也根小而浮者浅也又验其人初生疮疽之时便觉壮热恶寒拘急头痛精神不宁烦躁饮冷者其患疮疽必深也若人虽患疮疽起居平和饮食如故其疾浮浅也恶疮初生其头如米粟微似有痛痒误触破之即燌展觉有深意速服犀角汤及漏芦汤通气丸等取通利疎畅兼用浴毒汤渐渍之类若浮浅者纸贴膏求差以此推

规矩哉。当闻古人有言曰:多则惑,少则得简而论之,则疮疽概举有三种高而软者,发于血脉,肿下而坚者,发于筋骨,肉皮色不相辨者,发于骨髓。又曰:凡疗疮疽,以手按摇疮肿,根牢而大者,深也。根小而浮者,浅也。又验其人,初生疮之时,便觉壮热恶寒,拘急头痛,精神不宁,烦躁饮冷者,其患疮疽必深也。若人虽患疮疽,起居平和,饮食如故,其疾浮浅也。恶疮初生,其头如米粟,微似有痛痒,误触破之,即燌展,觉有深意,速服犀角汤及漏芦汤、通气丸等,取通利疎畅,兼用浴毒汤渐渍之类。若浮浅者,纸贴膏求差,以此推

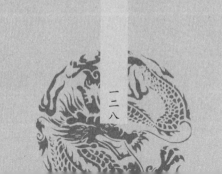

之浅深之辨，始终之次者也。

辨脓法

夫疮肿之疾，毒气已结者，不可论内消之法，即当辨肿生熟浅深，不可妄开。视其可否，不至于危殆矣。凡疮疽肿大，按之乃痛者，脓深也。小按之便痛者，脓浅也。按之不甚痛者，未成脓也。若按之即复者，有脓也。不复者，无脓也。非也必是水也。若发肿都软而不痛者，血瘤也。发肿日渐增长，而不大热，时时牵痛者，气瘤也。气结微肿，久而不消，后亦成脓，此是寒热所为也。留积经久，极阴生阳，寒化为热，以此溃必多成瘘，宜早服内塞，散以排之，诸瘭瘤疣赘等。至年衰皆自内溃，理于年壮，可无后忧也。又凡疗痈疽，以手掩其上，大热者，脓成自软也。若其上薄皮剥起者，脓浅也。其肿不甚热者，脓未成也。若患瘰疬结核，寒热发渴，经久不消者，其人面色痿黄，被热上蒸，已成脓也。至于脏腑，肠胃内疮内疽，其疾隐而不见，目既不见，手不能近，所为至难，可以诊其脉而辨之，亦可知矣。有患胃脘痈者，当候胃脉人迎者，胃脉也。其脉沉细者，气逆则甚，甚则热聚胃口而不行，胃脘而为痈也。若其脉洪数者，脓已成也。设脉迟紧，虽脓未就，已有瘀血也。宜急治之，不尔则邪毒内攻，腐烂肠胃，不可救也。又肺痈论曰：始萌则可救，脓成即死，不可不慎也。久久咳脓如粳米粥者，不治呕脓而止者，自愈也。又肠痈论曰：或绕脐生疮，脓从疮出者，有出脐中者，惟大便下脓血者，自愈也。

辨疮疽疖肿证候法

夫疮疽疖肿，其名甚多，载之纷纭，方书百绪，及至临疾治之，无处不知所以。《内经》曰：知其要者，一言而终，不知其要者，流散无穷。愚虽不才，姑揣其要而言之。热发于皮肤之间，是以浮肿根小，至大不过二三寸

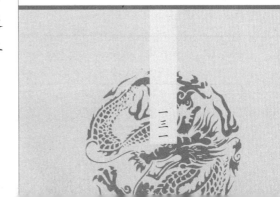

者，疖也。六腑积热，腾出于外，肌肉之间，其发暴甚肿，皮光软，侵展广大者，痈也。五脏风积热，攻煅于肌骨，风毒猛暴，初生一头，如痞瘤，白焦枯，触之应心者，疽也。夫痈疽发于六腑，若燎原之火，外溃肤肉，疽生五脏，沉涩难疗，若陶室之燧，内消骨髓，痈则易疗。惟难将息而迟瘥，疽则难疗，易得瘥复。夫疖与疮初生，并宜灸之，谓其气本浮，达以导其热，令速畅也。疽则烙，不宜灸，谓其气本深沉，须达其原也。凡疮疽生于外，皆由热毒蕴于内，明乎三者，肿毒丹瘾可以类推矣。盖皮肤微高起而肌厚，或痛或痒，移走无常者，谓之肿。有因风而得之者,有因风热相搏而得之者,肿硬色白,因热而得之者,肿㶼色赤,因风热相搏而得之者,久久而不消,热胜于风。若不即治,血不流通,与气乘之,以成脓也。又曰:风多则痒,热多则痛,此为验也。又有丹毒者,谓人身忽然变赤,如涂丹之状,故谓之丹毒。世俗有云,赤瘤或因有疮,误而相触四畔,㶼赤,谓之疮瘤。凡丹毒之疾,皆游走不定,状如云气者是也。小儿得之,最忌百日之内,谓之胎瘤,以其气血嫩弱,脏腑柔脆,难任镰针,所以忌也。又颈腋之间而生结核,初如豆粒,或如梅李核,累累相连,历历三五枚,久久不消,以渐长大,或发寒热者,谓之瘰疬。有风毒者,得于风热毒者,得之于热气毒者,得之于气,悉由风热邪气蕴经所成,证候不同,治之者亦各异矣。

辨疮疽善恶法

夫疮疽证候善恶逆从,不可不辨。从来医疮概举五善七恶,殊不知此,特谓肠胃之内脏腑疮疽所论之证也。发背脑疽,别有善恶之证,载之于后。盖七恶者,烦躁时嗽,腹痛渴甚,或泄痢无度,或小便如淋者,一恶也。脓血既泄,肿焮尤甚,脓色败臭,痛不可近,二恶也。目视不正,黑睛紧小,白睛青赤,瞳子上看,三恶也。

喘粗短气，恍惚嗜卧，四恶也。肩背不便，四肢沉重，五恶也。不能下食，服药而呕，食不知味，六恶也。声嘶色败，唇鼻青赤，面目四肢浮肿者，七恶也。动息自宁，饮食知味，一善也。便利调匀，二善也。脓溃肿消，水鲜不臭，三善也。神彩精明，语声清亮，四善也。体气平和，五善也。病有证，合七恶，皮急紧，而如善者，病有证合五善，而皮缓，虚如恶者，夫如是者，岂浅识之所知哉。只知五善并至，则善无以加矣。七恶并至，见恶之极矣。愚意裁之，凡患疮疽之时，五善之中乍见一二善，证疮亦回也。七恶之内，忽见一二恶证，宜深惧之。大抵证候，疮疽之发虚中，见恶证者，不可救也。实证无恶候者，自愈。大凡脓溃之后而烦疼，尚未瘥者，诊其脉，洪滑粗散者，难疗。微，涩，迟，缓者，易瘥。此善恶之证，于诊候之中，亦可知也。发背脑疽及诸恶疮别有五逆之证者，白睛青黑而眼小，服药而呕，伤痛渴甚，脾项中不便，音嘶色败者，是为五逆。其余热渴痢呕，盖毒气入里，脏腑之伤也，当随证以治之。

砭镰法

夫上古制砭石大小者，随病所宜也。《内经》谓：针石砭石，镵针，其实一也。今时用镰者，从《圣济总录·丹毒论》

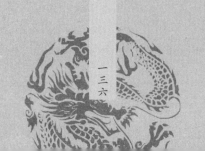

曰：法用镰割出血，明不可缓也。合扁鹊云：病在血脉者，治之以砭石。此举《素问》血实，宜决之。又《气血形志论》曰：形乐志乐，病生于内，治之砭石。盖砭石者，亦东方来，为其东方之民，其病多疮疡，其法宜砭石。砭石之用，自有证候，非止丹瘤也。但见肿起色赤，游走不定，宜急镰之先，以生油涂赤上，以镰镰之，要在决泄其毒。然而此法不可轻用，忌其太深。《内经》所谓刺皮无伤肉，以其九针之用，而各有所宜也。砭镰之法，虽治疮疽，不可轻用也。

贴熁法

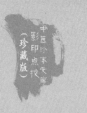

夫疮肿之生于外者，由热毒之气蕴结于内也。盖肿于外有生头者，有漫肿者，有皮厚者，有皮薄者，有毒气深者，有毒气浅者，有宜用温药，贴熁者，有宜用凉药贴熁者，有可以干换其药者，有可以湿换其药者，深浅不同，用药亦异，是以不可不辨也。若疮肿初生，似有头者，即当贴温热药，引出其热毒，火就燥之义也。于四畔赤嫩处，捣生寒药贴熁之折伏，其热势驱逐，其邪恶扑火之义也。夫生寒药势，气力精全，性味雄健，或有疗者，不本物理，皆通用药。草膏之类，有势力，微欲使尪瘵者，敌其勇夫，不亦难乎？又有粗工不

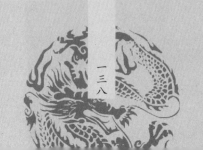

审逆从，便用寒药敷贴，趁逐邪毒，复入于内，归于肝心，十死八九矣。大抵敷贴之法，欲消散肿毒，血脉疎通，寒热逆从，断其去就焉。慎不可执方无权，安能散于郁结不成脓乎？其肿皮厚者，以故软布或以纸花子涂药贴燴之，待其药干换。肿皮薄者，即用疎纱或薄纸涂药贴燴之，其药未干即当换之。若至脓溃之后即贴温肌生肉膏药，要在逐臭腐，排恶汁，取死肌，生良肉，全藉温热膏剂之力也。切勿用寒凉之药水调贴之。夫血脉喜温而恶寒，若著冷气过理，即血滞难瘥矣。

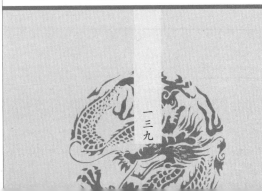

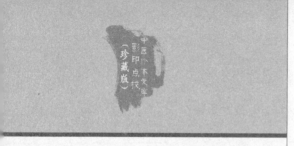

溻渍疮肿法

夫溻渍疮肿之法，宣通行表，发散邪气，使疮内消也。盖汤水有荡涤之功，古人有论疮肿初生，经一二日不退，即须用汤水淋射之。其在四肢者，溻渍之，其在腰腹背者，淋射之，其在下部委曲者，浴渍之，此谓疎导腠理，通调血脉，使无凝滞也。且如药二两，用水二升为则煎取一升半，以净帛或新绵蘸药水，稍热溻其患处，渐渐喜溻淋浴之，稍凉则急令再换，慎勿冷用。夫血气得寒则凝涩，得热则淖泽，日用五七次，病甚者，日夜不住，或十数次，肿消痛止为验，此治疮肿

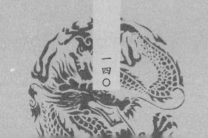

神良之法也。

针烙疮肿法

夫疮疽之疾，证候不一，针烙之法实非小端。盖有浅有深，有迟有速，宜与不宜，不可不辨。盖疽肿皮厚口小，肿多脓水出不快者，宜用针烙。疖皮薄，惟用针以决其脓血，不可烙也。如有未成脓已前，不可以诸药贴熁溻渍救疗，以待自消，久久不消，内溃成脓，即当弃药从其针烙。当用火针，如似火箸磨令头尖，如枣核样圆满，用灯焰烧，须更作炬，数搵油烧令赤，于疮头近下烙之，一烙不透，即须再烙令透，要在脓水易

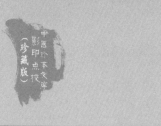

出,不假按抑。近代良医仓卒之际,但以金银铁铤,其样如针者,可通用之,实在泄其毒也。或只以木炭熟火猛烧通赤,蘸油烙之尤妙。烙后实者,撚发为纴,虚者以纸为纴,于纴上醮(蘸)药纴之上,以帛摊温热,软粘膏药贴之,常令滋润,勿令燥也。夫疮疽既作毒热聚攻蚀,其膏膜肌肉腐烂,若不针烙,毒气无从而解,脓淤无从而泄,过时不烙,反攻其内,内既消败,欲望其生,岂可得乎?嗟乎!此疾针烙取差,实为当理。然忌太早,亦忌稍迟。尝见粗工不审其证浅深,妄施针烙之法,或疮深针浅烙,毒气不得泄,以致内溃,或疮浅烙

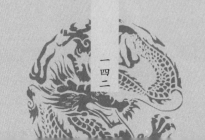

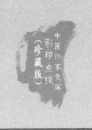

深，误伤良肉，筋骨腐烂，或抑擦掀动，加益烦痛，或针之不当，别处作头，或即时无脓，经久方溃，遂使痛中加痛，真气转伤，详其所由，不遇良医也。以此推之，凡用医者，不可不择，纵常医疗之得瘥者，幸矣。

灸疗疮肿法

夫疽则宜灸不宜烙，痈则宜烙，不宜灸。丹瘤肿毒宜溻渍之，肿皮光软，则针开之以泄其毒。治疮之手法，迨不过此而各有所宜。故《圣惠方论》曰：认是疽疮，便宜灸之一二百壮，如绿豆许大，灸后觉似燃痛，经一宿，乃是火气下彻，肿内热气被火导之，随火而出所

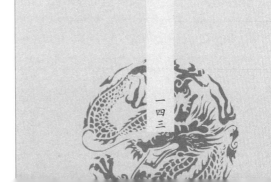

以然也。若其疮痒，宜隔豉饼子灸之，其饼须以椒姜盐葱相和烂捣，捏作饼子，厚薄如折三钱以来，当疮头豉饼子上灸之。若觉太热，即抬起，又安其上，饼子若干更换新者，尤佳。若其疮痛，即须急灸壮数多为妙。若其脓已成者，慎不可灸，即便针开之，即得瘥也。若诸疮经久不瘥，变成瘘者，宜用硫黄灸法灸之。其法硫黄一块，可疮口大小安之，别取少许硫黄于火上烧，用钗尖挑起，点硫黄，令著三五遍，取脓水干差为度。若其发背初生，即宜上饼灸法，灸之初觉背上有疮疼痒颇异，认是发，皆即取净土，水和捻作饼子，径一寸,厚二分,贴著疮上,以艾作炷灸之,一炷一易饼子。其疮粟米大时,可灸五七炷。其疮如钱许大,日夜不住灸,以瘥为度。已上数法,并依本方一一亲验,所以载之。愚谓疮医自幼至老,凡所经验,必须写(泻)之,尝记疳瘘恶疮。诸医不验者,取蛴螬剪去两头,安疮口上,以艾灸之,七壮一易,不过七枚,无不效者。又法,用乞火婆虫灸之同前法,累验之,神效。人皆秘之,往往父子不传。又法,赤皮蒜捣烂焊作饼子,一如豆豉饼子灸法,灸之弥佳。

内消法

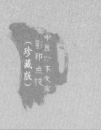

夫疮疽丹肿之生，皆由阴阳不调，荣卫凝涩，气血不流之所生也。古人有言曰：阳滞于阴则生疮，阴滞于阳则生疽。疮疽之生，有内有外，内生于脏腑胸腹之中，外则生于肤肉筋骨之表，发无定处。夫郁滞之本，则因气血不流，蒸气不能外达，留滞而成内热，疮疽所生焉。若初觉气血郁滞，皮肉结聚，肿而未溃，特可疎涤风热，通利脏腑一二行，徐次诸汤渳渍，即得内消矣。不然则治之稍慢，毒热不散，反攻其内，致令脓血之聚也。《内经》谓：治病必求于本。盖疮疽本乎中热之郁结不通也，其风邪寒气所聚也。治之宜温热之

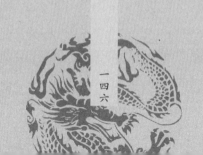

一四六

剂和血,令内消也。辨之有法,须认风寒,则肿硬色白,热毒则焮肿色赤,以为异也。如有气已结聚,不可论内消之法,宜用排脓托里之药,此皆先后之次也。

追蚀疮疽肿法

夫疮疡生于外,皆由积热蕴于内。《内经》谓:血热肉败,荣卫不行,必将为脓。留于节腠,必将为败。盖疮疽脓溃烂之时,头小未破,疮口未开,或毒气不出,疼痛难任者,所以立追蚀脓之方法,使毒外泄而不内攻,恶肉易去,好肉易生也。若其疮纴其血出不止者,则未可纴于疮上,掺追蚀之药,待其熟可纴方纴。若其疮

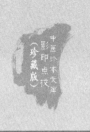

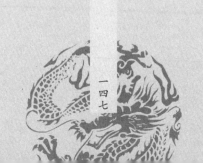

绁之痛应心根者,亦不可以强绁之,误触其疮,其燉痛必倍,变证不无,不可不慎也。若疮疖脓成未破,于上薄皮剥起者,即当用破头代针之剂,安其上,以膏贴之,脓出之后,用搜脓化毒之药,取效如神矣。若脓血未尽,便用生肌敛疮之剂,务其早愈。殊不知恶肉不尽,其疮早合后,必再发,不可不慎也。

托里法

夫疮疽,丹肿,结核,瘰疬,初觉有之,即用内消之法,经久不除,气血渐衰,肌寒肉冷,脓汁清稀,毒不出,疮口不合,成聚肿不赤,结核无脓,外证不明者,并宜托里。

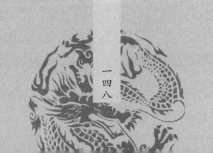

脓未成者，使脓早成，脓已溃者，使新肉早生。血气虚者，托里补之，阴阳不和，托里调之，大抵托里之法，使疮无变坏之证。凡为疮医，不可一日无托里之药，然而寒热温凉，烦渴利呕，临证宜审其缓急耳。

止痛法

夫疮疽之证候不同，寒热虚实皆能为痛，止痛之法殊非一端。世人皆谓乳没珍贵之药，可住疼痛。殊不知临病制宜，自有方法。盖热毒之痛者，以寒凉之剂，折其热则痛自止也。寒邪之痛，以温热之药，熨其寒则痛自除矣。因风而有痛者，除其风。因湿而痛者，导其湿。燥而痛者,润之。塞而痛者,通之。虚而痛者,补之。实而痛者,泻之。因脓郁而闭者,开之。恶肉侵溃者,引之。阴阳不和者,调之。经络秘涩者,利之。临机应变,方为上医,不可执方而无权也。

用药增损法

古人用药,因病制宜,治不执方,随病增损。疗积聚,补益,可用丸药,以后旧不改方增损。盖疮疽危要之际,证候多种,安有执方之论,固可临时加减,以从其法。只如发背脑疽恶,丁肿脓溃前后,虚而头痛者,于托里药,内加五味子。恍惚不宁,加人参、茯苓。虚而发热者,加地黄、栝蒌根。往来寒热者,并潮热者,加柴胡、地骨皮。渴不止者,加知母、赤小豆。大便不通者,加大黄、芒硝。小便不通者,加木通、灯草。虚烦者,加枸杞子、天门冬。白利者,加厚朴。四肢厥逆者,加附子、生姜。呕逆者,加丁香、藿香。多痰者,加半夏并陈皮。脓多者,加当归、川芎。痛甚者,加芍药、乳香。肌肉迟生者,加白敛、官桂。有风邪者,加独活、防风。心惊怯者,加丹砂。口目瞤动者,加羌活、细辛。愚虽不才,自幼及老,凡治疮疽,常依此法,加减用药,取效如神。后之学者,宜细详焉。

疗疮肿权变通类法

夫疮疽之病,治疗多方。总而论之,各有所宜。补泻淋渫及敷扫贴熁,针镰灸烙,用之不同,盖知其道也。举治必效,昧于理者,利害不无。尝见以寒疗热,以热疗寒,古今之通论也。又有检方疗病,妄制加减,以意裁之,自以为可。殊不知病有逆从,治有缓急,法有正权,方有奇偶,用有轻重。夫医者意也,得其意,然后能变通也。达其变通者,悟其道而省其理也,则左右逢其源矣。愚虽不才,略陈万一,尝见治寒以热,而寒弥甚,治热以寒,而热弥炽者,何也?盖不知五脏有阴阳之性,其可因其类而取之也。假如心实生热者,当益其肾,肾水滋,热将自除。肾水虚生寒,当补心,心火既降,寒将自除,此所谓寒之而热者,取之阴,热之而寒者,取之阳也。又寒因热用,热因寒用,要在通其理类而已。又闻微者逆之,甚者从之,何谓也?盖治寒以热,必凉而行之。治热以寒,必温而行之,此亦欲其调和也。其间有正有权者,何也?盖病有微有甚,微者逆治,理之正也。甚者从治,理之权也。然为疮科,于补泻汗下,标本逆从,正权之理,乌可阙而不知也。大凡治疗疮疽之要法,曰初觉热毒,发热郁结而作疮疽。一二日宜先服五利汤,荡涤邪气,疏通脏腑,令内消也。古今

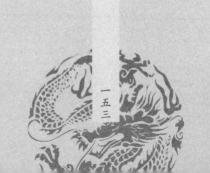

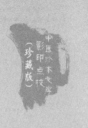

汤法谓切剉,㕮咀,如麻豆大,以猛火急煎,无令过熟,欲其速利也。次有丸散,宣导血脉,渐次消磨,令缓散也。助以淋渫,调和荣卫,行经络也。更当膏润温养,兼磨传四畔,贴焫之药,顺其阴阳也。追蚀托里,汗下调补,临时制宜,浅深缓急,自有等差。男女贵贱,亦当别论。晋《尚书》褚澄曰:寡妇尼僧,异于妻妾,虽无房室之劳,而有忧思之苦,此深达其情者也。又仲景云:物性刚柔,餐居亦异,治亦不同也。所以黄帝与四方之问岐伯,举四治之能,况病之新旧,形志乐苦,岂可执方无权,以求其愈疾哉。亦有疮疽肿痛,初生一二日,便

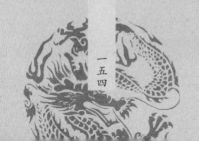

一五四

觉脉沉细而烦闷，脏腑弱而皮寒，邪毒猛暴，恍惚不宁，外证深沉者，亦宜即当用托里散，或增损茯苓汤，反温热之剂，以从治之。

论五发疽

夫五发者，谓痈疽生于脑背眉髯鬓是也。大概论之分为三等：一者疽也，二者痈也，三者疖也。夫疽初生如黍米大，痒痛有异，误触破之，即焮展四畔，赤肿沉闷，牵引胁肋疼痛，数日之后，渐觉肌肤壮热，恶寒烦渴，肿晕侵展，燎浆汁出，积日不溃。抑之则流血者，谓之发背疽也。其发于脑者，为脑疽也。其发于鬓眉髯者，以类呼也。又有初生，其状无头，肿阔三四寸，始觉注闷，疼痛因循数日，皮光微软者甚，则亦令人发热恶寒，头痛烦渴者，谓之发背痈也。又有初生一头，色浮赤而无根，肿见于皮肤之间，大小一二寸者，疖也。三者之候，惟疽最重。此疾初生，皆曰滋味与厚衣，衣服厚暖则表易招寒，滋味过多，则五脏生热，脏腑积热，则血脉不流，而毒气凝滞，邪气伏留，热抟于血，血聚则肉溃成疮。浅则疖实则为痈，深则为疽矣。亦有因服金石发动，而患此疾者，亦有平生不服金石药而亦患此疾者，盖由上祖曾服饵者，其毒气流传子孙。此病初生认是疽,则宜速疗之。若气实之人,急服五香连翘汤、漏芦汤。若年岁未五十,少壮实者,可服五利大黄汤、化毒丸。取通利脏腑一二行,疮头上用追毒散之类,贴温热膏剂,更溻肿汤、溃毒汤、淋溻之。如此调治,以待脓成已前,不可以诸药救疗,以安患人之心,慎勿恼触,著至脓成败溃,宜服五香汤及内托里散、茯苓汤、当归托里散之类。渴不止者,服竹叶黄芪汤、乳香散,勿为大热,服大黄、朴硝、苦寒之药。若因服利药而利不止者,死矣。若疮中恶肉未退,脓水不快者,即用追蚀之药,或铤子纴之,上用鹿角散,

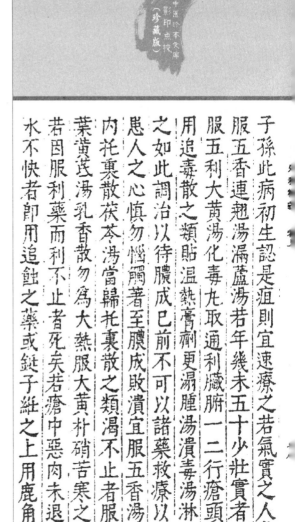

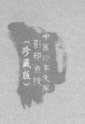

以醋熬为糊贴之。恶肉退去，好肉渐生，即用搜脓散、翠霞散之类纴之。若疮中毒气未尽，慎勿早敛，忌早上生肌之药，纵得平复，必再发。其间调理次第，临时制宜，将护忌慎之法耳。

论痈疽

夫疮肿之患，莫大乎痈疽。然而痈疽何以别之，经所谓荣卫稽留于经脉之中，则涩不行。血脉不行，则阳气郁遏而不通，故生寒热。秽毒之气，腾出于外，畜结为痈，久而不散，热气秉之，腐化为脓。然而骨髓不焦枯，腑脏不伤败，可治而愈也。何为疽？五脏风毒，积热

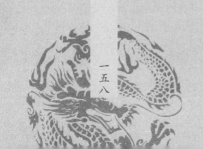

毒，热炽甚，下陷肌肤，骨髓皆枯，血气涸竭。其肿色夭，坚如牛领之皮。故命曰疽痈者，其肿皮薄以泽，此其候也。痈疽之生，有内有外，内生胸腹脏腑之中，外生肤肉筋骨之表。凡此二毒，发无定处，而有常名。夫郁滞之本，始于喜怒忧乐，不时饮食，居处不节，或金石草药之发动，寒、暑、燥、湿之不调，使阴阳之不平，而蕴结外，使荣卫凝涩，而腐溃轻者，起于六腑浮达而为痈，气行经络而浮也。重者发于五脏，沉涩而为疽，气行经络而沉也。明乎二者，肿毒丹疹可以类推矣。

论附骨疽

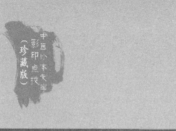

夫附骨疽者，以其毒气深，沉附著于骨也。此疾与贼风相类而不同，人不能辨治之误矣。盖附骨疽者，由秋夏露卧，为冷折之，风热伏结，附骨成疽。贼风之候，由风邪之气抟于骨节，故其痛深彻骨髓，遇寒则痛甚。附骨疽痛而不能转，初按之应骨，皮肉微急，洪洪如肥状者是也。其贼风，皮骨不甚热而索索恶寒时，复汗出，常欲热熨痛处，即得少宽。其附骨疽，初时但痛无时，乍寒乍热，而无汗者，经久不消，极阴生阳，寒化为热而溃也。贼风不治，久而变为弯曲偏枯，所以不同也。认是贼风，则服引越脾治风之剂，即得差矣。

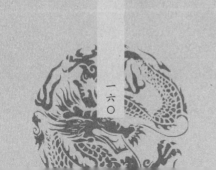

认是附骨疽，急宜服漏芦汤，或五香连翘散，疎下之。次用内消升麻汤，及溻溃膏。贴之类，纵不能消，亦得浮浅，及有缓疽、石疽与附骨疽亦相类矣。异者，盖缓疽、石疽，皆寒气所作，深伏于骨髓之间，有肿与皮肉相似，若疼而坚硬如石，故谓之石疽。缓疽，其热缓慢，积日不溃，久乃亦紫黯色，皮肉俱烂，故名曰缓疽。此二者，其治初觉，便宜补虚托里温热之剂以取消矣。其次调治，临疾制宜，故不复具载矣。

论阴疮

夫阴疮者，大概有三等：一者湿阴疮，二者妬精疮，三者阴蚀疮。又曰下痔疮,盖湿疮者,由肾经虚弱,风湿相抟,邪气乘之,瘙痒成疮,浸淫汗出,状如疥癣者是也。妬精者,由壮年精气盈满,久旷房室,阴上生疮,赤肿作害,妨闷痒痛者,是也。阴蚀疮者,由肾脏虚,邪热结下焦,经络痞涩,气血不行,或房劳,洗浴不洁,以致生疮。隐忍不医,燃肿尤甚,由疮在里,措手无方,疼痛注闷,或小便如淋,阴丸肿痛是也。或经十数日溃烂,血脓肌肉侵蚀,或血出不止,以成下痔。若身体壮热,烦渴恶寒,宜急治之,以大豆甘草汤渍之、渍毒汤者,洗浴之。服五香连翘汤、漏芦汤等。疎之更以截疳抵圣散干糁之四畔，用磨风膏温润之。后以将护，忌慎之。渴不止者，服竹叶黄芪汤。大便软者，宜服托里茯苓调治之。夫如是，则无不差矣。

论时毒

夫时毒者，为四时邪毒之气而感之于人也。其候发于鼻面、耳项、咽喉，赤肿无头，或结核有根，令人增寒，发热头痛，肢体痛甚者，恍惚不宁，咽喉闭塞，人不识者，将为伤寒，便服解药。一二日肿气增益，方误，始召疮医。原夫此疾古无方论，世俗通为丹瘤病家，恶言时毒，切恐传染。考之于经曰：人身忽经变赤，状如涂

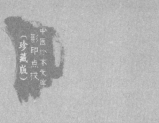

丹，谓之丹毒。此风热恶毒所为，谓之丹瘤，与夫时毒特不同耳。盖时毒者，感四时不正之气，初发状如伤寒，五七日之间乃能杀人。治之宜精辨之，先诊其脉滑、数、浮、洪、沉、紧、弦、涩，皆其候也。盖浮数者，邪气在表也。沉涩者，邪气深也。认是时毒，气实之人，急服化毒丹以攻之。热实，以五利大黄汤下之。其有表证者，解毒升麻汤以发之。或年高气软者，五香连翘汤主之。又于鼻内㗜通气散，取十余嚏，作效。若㗜药不嚏者，不可治之。如嚏出脓血者，治之必愈。如左右看病之人，日日用㗜药嚏之，必不传染，切须忌之。其病人每

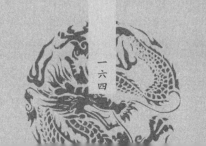

日用嚏药三五次，以泄热毒，此治时毒之良法也。经三四日不解者，不可大下，犹宜和解之，服犀角散、连翘散之类。至七八日，大小便通利，头面肿起高赤者，可服托里散、黄耆散。宜针镰砭割出血，泄其毒气，十日外不治，自愈也。此病若五日已前，精神昏乱，咽喉闭塞，语声不出，头面不肿，食不知味者，必死之候，治之无功矣。然而此疾有阴有阳，有可汗有可下。尝见粗工，但云热毒，只有寒药，殊不知病有微甚，治有逆从，不可不审矣。

论诸疮

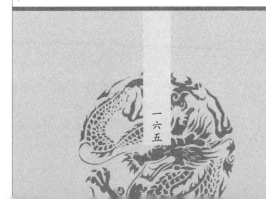

夫诸疮之生，其类甚多种，大小方书载之，纷纷以要而论，概举四等：一者因于气血稽留而结于内者，谓肠胃之中痈疽是也；二者因于气血稽留而结于外者，谓十丁九瘘五痔之类是也；三者不因气血而为疮，谓堕仆，并金刃汤火炙烙而伤皮肉之类是也；四者不因气血而骨肉损伤者，谓虫兽爪牙所害之类是也。然而四等皆不难损于肌肤，害于筋骨，不必见载。今于随方条下，该说治证，以法附之为治之者，临疾制宜适事为故耳。

论丁疮肿

夫丁疮者，以其疮形，如丁盖之状者是也。古方论之，凡有十种。华元化载之五色丁。《千金方》说：丁疮有十三种。以至《外台》必要神巧万全，其论颇同，然皆不离于气。客于经络五脏，内蕴毒热。初生一头凹肿痛，青黄赤黑无复定色，便令烦躁闷乱，或憎寒，头痛，或呕吐。心逆，以针刺疮，不痛无血，是其候也。其候本因甘肥过度，不慎房酒，以致邪毒嗜结，遂生丁疮。《内经》曰：膏粱之实，足生丁疮，此之谓也。其治之法，急于艾炷灸之，若不觉痛者，针丁四边，皆令血出。以回疮锭子，从针孔纴之、上用膏药贴之，仍服五香连翘汤、漏芦

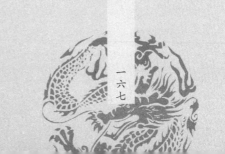

汤等踈下之为效。若或针之不痛无血者，以猛火烧钱针通赤，于疮上烙之，令如焦炭，取痛为效。亦纴前铤子，用膏药贴之，经一二日，脓溃根出，服托里汤散，依常疗之，以取平复。如针不痛，其人眼黑，或见火光者，不可治也。此邪毒之气入脏腑故也。养生方云：人汗入食肉，食之则生丁疮，不可不慎也。

辨丁肿十三种形色禁忌

凡疗丁肿，皆刺疮心，至痛处又刺，四边十余下，令血出，去血傅药，药力得入针孔中则佳。若不达里，药力不到，又看口中颊边舌上有赤黑如珠子者是也。疮

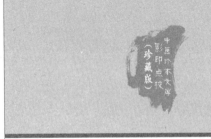

上按之磣痛应心者,是秋冬寒毒久结皮肤中,变作此疮,不急疗之,日夜根长流入,诸脉数,道如箭。入身,颤掉不已。若不慎口味房室,死不旋踵。经五六日不差,眼中见火光,心神昏昧,口干心烦,呕吐不定,宜速治之。

一曰麻子丁,其状肉起,头如黍米,色稍黑,四边微赤多痒,忌食麻子、油衣、布衣,并入麻田中行。

二曰石丁,其状皮肉相连,色如黑豆,甚硬,刺之不入,肉微痛,忌瓦砾砖石之属。

三曰雄丁,其状疱头黑靥,四畔仰,疱浆起有水出,色

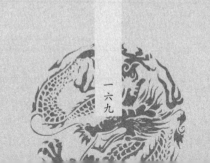

黄，大如钱孔，形高者，忌房室。

四曰雌丁，其状疮稍黄，向里靥，亦似灸疮，四面皰浆起，心凹色赤，如钱孔者，忌房室。

五曰火丁，其状如汤火烧灼，疮头黑靥，四边有烟浆，又如赤粟米者，忌火烧烙。

六曰烂丁，其状色稍黑，有白班，疮中溃有脓水流出，疮形大小如匙面者，忌沸热食烂物。

七曰三十六丁，其状头黑浮起，形如黑豆，四畔起赤色，今日生一，明日生二，及至十。若满三十六，药所不能治，未满三十六可治。忌嗔怒畜积愁恨。

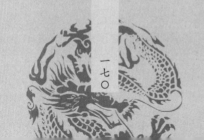

八曰蛇眼丁，其状疮头黑，皮浮生，形如小豆状，似蛇眼大，体硬忌恶眼，人看并嫉妬，人见忌毒药。

九曰盐肤丁，其状大如匙面，四边皆赤，有黑粟粒起，食盐大忌。

十曰水洗丁，其状大如钱形如钱孔，疮头白里黑靥汁出，中硬，忌饮浆水，水洗渡河。

十一曰刀镰丁，其状阔狭如薤，叶大长一寸，左侧肉黑如烧烙，忌刺及刀镰切割。铁刀所伤，可以药治，不可乱攻。

十二曰浮沤丁，其状疮体曲圆，少许不合长而狭，如薤叶大，内黄外黑，黑处刺之不痛，黄处刺之痛。

十三曰牛拘丁，其状肉色胞起，掐不破。

右十三种丁，疮初起疮心先痒后痛，先寒后热，热定则寒多，四肢沉重，心惊眼花，若大重者则呕逆。呕逆者难治，其麻子丁一种，始末惟痒，初录忌者，不得触犯，触犯者，发作难治疗。其浮沤丁、牛拘丁两种，无所禁忌，纵不疗，亦不能杀人。其状寒热，与诸丁不同，皆宜将护，依法治疗，禁忌勿得触犯。若或触犯，脊强疮痛极甚，不可忍者是也。又云丁肿初发时，突起如丁盖，故谓之丁，令人恶心恶寒，四肢强痛，一二日疮变为焦黑色,肿大光起根硬,刺之不觉痛,皆其候也。在手足、头面、胸背、骨节间最急。其余处,则可毒入腹,则烦闷恍惚似醉,如此者三二日死矣。皆不可不速治也。

论瘰疬治法

夫瘰疬之病,其名甚多,《巢氏病源》载之三十六种,《千金》、《圣惠》所论瘰疬九漏总论,说有风毒、热毒、气毒之异,瘰疬结核,寒热之殊,其本皆由恚怒气逆,忧思过甚,风热邪气内抟于肝。盖怒伤肝,肝主筋,故令筋畜结而肿,其候多生于颈腋之间,结聚成核。初如豆粒,后若梅李核,累累相连,大小无定。初觉增寒壮热,咽项强痛,肿结不消者,当便服五香连翘汤,或牡蛎大黄汤,疎下三两行,于上贴十香膏、乌犀膏,及用淋渫肿汤、溃毒汤时,复淋渫,如此救疗,即得消散。若未消散,可服内消丸,或皂角丸之类,渐以求差。若肿结深硬,荏苒月日,不能内消者,久必成脓。若肿高而稍软,其人面色痿黄,皮肤壮热上蒸,脓已成也。可以针决核中,令其溃散,则易愈也。治法如疮法,于疮口中用追毒蚀肉鋌子纴之于上,用乌犀十香膏等贴之,及托里之剂和之,经久不差,或愈而复发,或别处自穴脓水透出，流津不止，肌体羸瘦者，变成九瘘。《内经》曰：陷脉为瘘，留连内腠，即此病也。可用蒜饼子灸之，然后疮口上用紫金散，翠霞散等于上䊷，贴膏药求差。其将护忌慎治疗，用法无造次焉。

论痔瘘

夫痔瘘之候，其名有五：一曰牝痔；二曰牡痔；三曰气痔；四曰血痔；五曰酒痔。又曰肠风痔、脉痔、雌雄痔，皆五痔之别名也。其状初生悉在肛边，或如鼠乳，或结小核，痒痛注闷，甚者身热恶寒。诸方论之，皆由房酒过度，久嗜甘肥，不慎醉饱，以合阴阳劳扰，血脉肠癖，

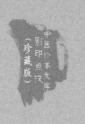

渗漏，冲注下部肛边生疮，变为痔疾。治法始觉痔作，便服通气丸、槐角丸。热实者，服诸利汤，疎利脏腑，及浴洗薰熨，以取内消，切忌酒面辛热，房室，肥腻，稍纵嗜欲，腐滑脓血，或逗流淫汁。岁月已深，旁穿窍穴，即变痔漏，即须用寸金铤子，三五次痊愈。若能味无味之味，正味足矣。事无事之事，百事备矣。其次服饵调节，谨慎合宜，未有不差者也。

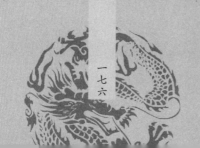

外科精义卷下

医学博士选克御药院
外科太医齐德之纂集
明　新安　后学
吴勉学校正

漏芦汤

治一切恶疮，毒肿，丹瘤瘰疬，丁肿鱼睛，五发瘭疽。初觉一二日，便如伤寒，头痛烦渴，拘急恶寒，肢体疼痛，四肢沉重，恍惚闷乱，坐卧不宁，皮肤壮热，大便秘涩，小便赤黄，并宜服之，妊身莫服。

漏芦　白敛　黄芩去黑心　麻黄去节　枳实麸炒，去穰　升麻

芍药　甘草炙　矾硝已上各一两　大黄二两

右除硝外，余咬咀，与硝同和匀，每服三钱，气实人五钱。水一盏半，文武火煎七沸，去柤，空心热服。

化毒丹

治百种恶疮，毒肿，初觉一二日，咳逆烦闷，或咽喉闭塞，发热恶寒。

没药　乳香另研，已上各五钱　草乌头醋浸炮裂　浮石已上各一两，烧赤醋淬七次，研，余醋另放　巴豆四十枚个去皮，生用，另研

右五味为细末，用浮石、乌头，余醋打面糊为丸，如

豌豆大，每服五七丸，食后冷酒送下，忌热饮，取快利三二行，或吐出恶为效。

内消丸

治疮肿初生，及瘰疬结核，热毒郁滞，服之内消矣，大效。

青皮　陈皮已上各二两　牵牛八两，取头末二两　薄荷叶　皂角已上各八两，不利者去粗皮，捣碎二味，水一斗，煮令极软，揉汁去粗，用熬成膏

右将青皮、陈皮末并牵牛末和匀，用煎膏子和丸如绿豆大，每服三十丸。食后荆芥茶清温水皆可下之。

五利大黄汤

治人年四十已前,气血盛多,若患疮疽,大小便秘。

大黄根　黄芩去腐　升麻已上各二两　芒硝　栀子已上各一两二钱

右㕮咀,每服五钱,水一盏半煎五七沸,去柤,空心稍热服。

内消升麻汤

治证同前。

大黄　升麻　当归　黄芩去腐　枳实炒去穰　芍药已上各二两五钱

甘草炙，一两五钱

右咬咀，每服五钱，水一盏半煎至七分，去粗，食前稍热服。

五香连翘汤 如不用五香，曰七味连翘汤

治证同前。

沉香　藿香叶　木香

丁香已上各一两　麝香一字，五味为粗末，另研　连翘

射干　独活　升麻

甘草炙　寄生草已上各一两

大黄一两五钱

右七味，咬咀，与前五味和匀，每服五钱，水一盏半

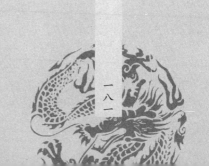

煎至一盏，去柤，温服，取利为效。未利则再服，食前牡蛎大黄汤。

治证同前。

牡蛎　木香　大黄煨，
已上各等分

右哎咀，每服五钱，水一盏半煎至七分。春夏露浥一宿于鸡鸣时，空心服之。冬月于暖处放一宿，妇人重身者勿服。此药快利三两行，便勿服。已上五方对证选用。

和血通气丸

治证同前。

人参一两　麦门冬去心,二两　大黄　黄芩去核　黄蘗已上各四两　牵牛一斤,炒香取头末,四两

右六味为细末,炼蜜为丸,如豌豆大,每服二三十丸,食后温水送下。寻常积热之人,隔三二日服此药,微利润动,永不生疮肿。如已早觉者,服之亦得内消矣。

地黄煎丸

治脏腑有热,胸膈痰实,血气不和,经络祕涩,多生疮肿,已患恶疮毒肿,大小便结涩。

生地黄新者十两,洗水浸研如泥　黄连五两

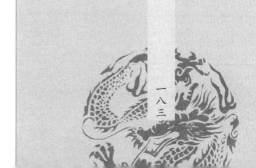

黄芩去腐,三两　　枳壳炒去穰

大黄已上各二两五钱　人参二两

右除地黄煎外,并为细末,再和地黄煎和捣,入炼蜜丸,如豌豆大,每服五七十丸,食后温水下。素有热之人,日服百余丸,不发疮疡,年高气弱之人,亦宜常服,清利胸膈,明目。

槐角煎丸

治疮疡瘰疬,疥癣赤肿等疮。

天麻　川芎　甘草炙
黄药子　甘菊花　人参
已上各一两

何首乌　苦参已上各一两五钱　荆芥穗　防风已上各二两　槐角并仁另放皂角不蛀者，已上各四两，水一斗煮软，揉汁去粗，取仁，熬成膏子，其皂角取肉，研成膏子为用者

右除皂角膏外，槐仁与诸药为细末，入膏内溲和，炼蜜为丸，如豌豆大，每服五十丸，食后竹叶汤下皂角煎丸。

治风毒瘰疬

皂角不蛀者三十锭，内十锭，炮黑十锭，酥炙十锭，用水一斗，煮软揉汁用度　何首乌　玄参　薄荷叶已上各四两

右为细末，与前膏子同炼蜜为丸，如豌豆大，每服

三四十丸,食后温水送下。

苦参散,出野夫多效方。

治遍身疮疥,经年不效。

苦参　蔓荆子　何首乌　荆芥穗　葳灵仙已上各等分

右为细末,每服二钱,食前酒调下,日进二服,忌发风物。

苦参丸

治证同前。

山栀子仁　苦参　防风

玄参　独活　枳实　甘菊花　黄连去须　黄芩去心　大黄已上各等分

右为细末，炼蜜为丸，如豌豆大，每服五十丸，茶酒任下，食后服。

肺风丸 全体治世方

治面鼻风瘖及皱皰。

细辛　旋覆花　羌活已上各一两　晚蚕蛾去翅足　苦参已上各二两

右为细末，软饭和丸，如梧桐子大，每服五十丸，茶

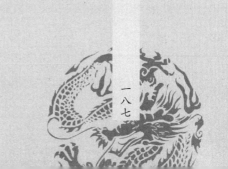

酒任下,不拘时。

连翘散

治疮疡疖肿,一切恶疮疼痛,烦渴,大便溏泄,虚热不宁。

连翘　山栀子　甘草　防风已上各等分

右为粗末,每服三钱,水一盏煎至七分,去粗温服,不拘时候。

竹叶黄芪汤 出《总录》一百二十一

治诸痈疽发背烦渴,及一切恶疮,发大渴者。

淡竹叶二两　黄芪
当归　川芎　甘草　黄芩去心　芍药　人参　麦门冬去心　半夏汤洗　石膏已上各三两　生地黄八两

右为粗末，每服五钱，水一盏半，竹叶五片，生姜五片，煎至一盏，去粗温服。

枳壳丸 出《总录》

治疮疽，热痛肿，瘰疬。

枳壳麸炒去穰　牵牛炒取头末　木香　青皮已上各一两　甘草　大黄

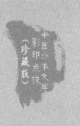

右为细末,用皂角长一尺许者,三锭约三两,炮焦,槌碎,以好酒煮软,接取汁熬膏稠粘,和前药末为丸,如梧桐子大,每服三十五丸,食后葱茶下,日进二服。

五香汤 出《总录》

治诸疮毒,气入腹,托里。

丁香　木香　沉香　乳香已上各一两　麝香加三钱,呕者去麝香　藿香渴加

人参已上各一两

右为细末,每服三钱,水一盏煎至六分,去租空心,

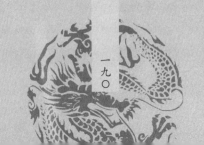

稍热服《总录》、《圣惠》、《千金》、《外台》，治诸疮肿方中，皆载此方，大同小异，大抵专治毒气入腹，烦闷气不通者，其余热渴昏昧，口燥咽干，大便硬，小便涩者，未可与服。

托里黄芪汤 出《总录》

治诸疮溃后脓多内虚。

茯苓去皮　人参　官桂去肉　远志去心　麦门冬去心　五味子炮　黄芪　当归已上各等分

右为粗末，每服五钱，水一盏半煎至一盏，去粗温

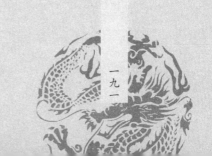

服,食前。

托里茯苓汤

防风 桔梗 芍药
五味子 川芎 甘草 麦门冬去心 桂去皮 熟地黄
已上各一两 当归 黄芪
茯苓已上各一两五钱

右为末,每服五钱,水一盏半煎至一盏,去柤温服。

托里当归汤 太医疮科何君玉方

当归 黄芪 人参
熟地黄 川芎 芍药

服食前

托里茯苓湯

防風 桔梗 芍藥

五味子 川芎 甘草

麥門冬去心 桂去皮 熟地黄已上各壹兩

當歸 黄芪 茯苓已上各壹兩伍錢

右為末每服五錢水一盞半煎至一盞去柤溫服

托裏當歸湯 太醫瘡科何君玉方

當歸 黄芪 人參

熟地黄 川芎 芍藥

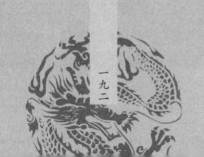

甘草炙　柴胡已上各等分

右为粗末，每服五钱，水一盏煎至六分，去粗，食前温服。

托里散 出太医疮科，成子玉方

川乌头炮　茯苓已上各三两　干姜炮　麻黄去节　甘草炙已上各一两五钱　杏仁炒去皮尖　五味子　桂心已上各一两

右为粗末，每服五六钱，水一盏半煎至一盏，去粗（粗）食前温服。

托里玄参散 出《总录》

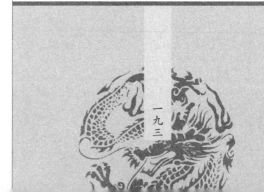

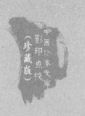

主托里止渴,解热烦渴。

玄参　人参　甘草炙
甘菊花已上各等分

右为细末,每服二钱,绿豆汤调下,亦名内托散。

内托散 洪氏方有芍药,《总录》无芍药,亦名生肉芎䓖散

治痈疽溃后内虚者,或气弱人,初觉生疮疡,亦可服内消,宜详细用之。

当归　芎䓖　黄芪
厚朴去皮　桔梗　防风
甘草炒　官桂　人参

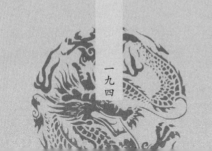

白芷 芍药已上各一两

右为细末,每服三钱,温酒调下,或木香汤亦可。

内补散《圣惠》六十一,《总录》一百二十八无川芎

黄芪 麦门冬去心 川芎 当归 茯苓去皮 人参 五味子已上各一两 远志去心 甘草炙 桂心已上各五钱

右哎咀,每服五钱,水一盏半,生姜三片,枣三枚,煎八分,温服无时。

内塞散《总惠》一百二十三万,全方中去附子,用天雄

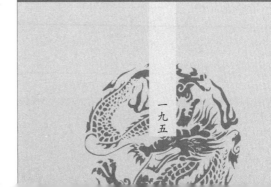

治痔瘘不差诸疮。

附子二个,炮　官桂去皮　赤小豆　甘草炙　黄芪　当归　茯苓　防风　白芷　桔梗　川芎　人参　远志去心　厚朴已上各一两

右为末,每服二钱,温酒调下,空心日进一服。

香粉散

主托里止痛,解烦渴,退虚热。

真绿豆粉三两　南乳香一两

右为细末,每服三钱,新水调下。

止痛当归汤 出《总录》二百三十

治脑疽发背,穿溃疼痛。

当归　黄芪　人参　官桂　芍药　甘草炙　生地黄已上各一两

右为粗末,每服一钱,水一盏半,煎至一盏,去租温服,日进三服。

黄芪茯苓汤 出《总录》二百二十

治诸疮溃后托里,除虚热。

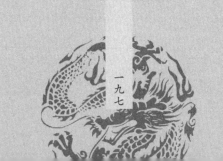

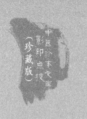

黄芪　白茯苓　官桂去皮　麦门冬　五味子　川芎已上各一两

右为粗末，每服五钱，生姜三片，枣一枚，水一盏半煎至一盏，去粗温服，食前日进三服。

内补防风散

附子二个，炮裂去皮脐　防风　茯苓　白芷　桔梗　川芎　当归　人参　甘草炙　远志　官桂去皮　黄芪已上各一两　厚朴二两，去姜汁制　赤小豆半升，酒浸一宿

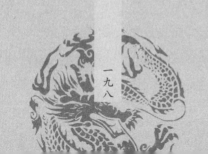

右为细末,每服三钱,温酒调服。

伏梁丸出养生必用方

治环脐肿痛,肠胃疮疽。

厚朴生姜汁制　茯苓　枳壳麸炒去穰　白术　荆三棱炮　半夏汤洗七次　人参已上各一两

右为细末,面糊为丸,如小豆大,每服三十丸,食前米饮汤下。

温经丸出前方

治陷脉瘘

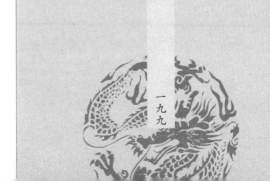

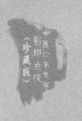

厚朴　官桂去皮　白术　甘草　干姜炮　木香 已上各一两　附子二两,醋浸炮,淬七次,去皮脐

右为细末,炼蜜和丸,如梧桐子大,每服三十丸,食后饮汤下。

木香溻肿汤

治诸疮疽始发,肿焮增长热痛。

木香　犀角　大黄　栀子仁　升麻　黄芩　黄连　射干　黄蘗

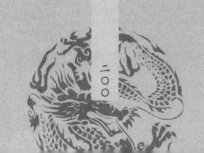

白敛　甘草炙　矾硝　紫檀　羚羊角已上各一两

右㕮咀，入生地黄汁五合，如无，只用生干地黄五两，剉碎和匀，每用药五两，水一斗煎至七升，入麝香五钱，净帛蘸药，热揾肿上，日两三度，冷即再换。

升麻渴肿汤

升麻　黄芪　防风　川芎　生地黄　细辛已上各等分

右㕮咀，用药二两，水二升，煎十沸，稍热淋渴内消如神。

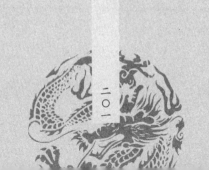

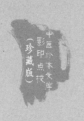

溺肿升麻汤 出《总录》淋溺条下

升麻　芒硝　黄芩　漏芦　栀子仁　蒴藋

右㕮咀，每用药二两，水三升，煎十沸，帛蘸药溺渍肿处。

猪蹄汤 出《圣惠方》

升麻　甘草　芍药　蒴藋 已上各等分

右㕮咀，每用药四两，水一斗，猪蹄一对，煮蹄软取出，次下药，再煎十沸，帛蘸淋溺之。

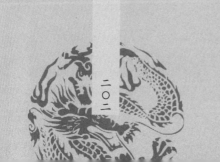

甘草大豆汤 出《圣惠方》

治外阴蚀，下疳癍疮肿痛。

甘草三两　赤皮葱三茎　大豆一合

右用水三升，煮豆熟为度，用槐条一握同煮，取清汁，热淋浴冷，即再温浸三二时，为度大效。

溻肿汤

芍药　丹参　黄芩去黑心　白敛已上各等分

右咬咀，用药五钱，水一升，煎十沸，帛蘸频溻之。

洗毒汤

苦参　防风　甘草炙
露蜂房已上各等分

右咬咀，水煎浓汁，洗疮肿。

浴毒汤 出《拾遗》卫生方

治小肠风，阴疮痒痛。

木通　藁本　枳壳
管仲　白芷　荆芥　甘松
薄荷已上各等分

右咬咀，用药二两，水五升，入芒硝半两，煎至三升，热洗浴疮。

何首乌散 出秘实生方

治遍身疮肿痒痛。

防风　苦参　何首乌　薄荷 已上各等分

右为粗末，每用药半两，水酒各一半，共用一斗六升，煎十沸，热洗，便于避风处睡一觉，其痛甚者，三日痊愈。

八仙散 出卫生方

治游风肿痒，疥癣疮，或因洗头游风瘙痒，生疮。

细辛　荆芥　白芷

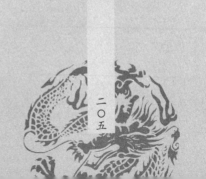

川芎　黄芩　防风　甘草
地骨皮已上各等分

右为粗末，每用药二两，水二碗，煎十沸，去柤，热淋渫患处。

消毒汤

治百杂疮肿，悉能内消。

独活　防风　细辛
藁本　川芎　枸杞子　荆芥　漏芦　大黄　黄芩去腐　官桂　苦参

葳灵仙　丹参　黄芪　当归　芍药　茯苓　黄连　无心草　黄蘖（蘗）　麻黄　葛根　蒴藋　菊花　杜仲　地骨皮　秦皮　茼草　甘草　甘松　藿香　白芷　露蜂房　升麻　零陵香已上各一两　苍术三两　矾硝五两　菖蒲八两

右为粗末，每用药半两，水二升，葱三茎，槐柳枝各一握，同煎十余沸，去粗，热淋洗浴，此药用之如神。

熨风散 出五于子中箱集

羌活　防风　白芷
当归　芍药　细辛　芫花
吴茱萸　官桂已上各等分

右为粗末，作二剂，赤皮葱连须细切半斤，同酽醋拌匀，炒令极热，帛裹于疮上熨之，稍冷即换药熨之，上下痛止而已。

应痛丸

治走注疼痛，疑是附骨疽者。

苍术去皮　当归　草乌头炮　黑牵牛已上各一两

右为细末，用醋糊为丸，如小豆大，每服二十丸，空心醋汤送下。

黄芪丸

治肾脏风虚攻注，手足头面麻痹痛痒，或生疥癣肿㽲。

黄芪　乌药　茴香炒　地龙去土　川椒去目　防风　川练（楝）子炒　赤小豆　白蒺藜去刺

海桐皮　葳灵仙　陈皮已上各等分

右为细末，酒糊为丸，梧桐子大，每服三十丸，空心温酒送下。

栀子仁汤 出普济生灵方

治时气头面赤肿。

郁金　枳壳去穰　升麻　栀子仁　牛蒡子　大黄已上各一两

右为细末，每服三钱，蜜水调下。

葛根牛蒡子汤

治时毒大头病是也。

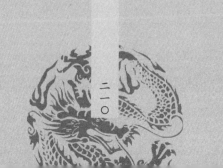

葛根　管仲　甘草
盐豉　牛蒡子已上各一两

右为细末，每服三钱，用水调下。此疾近代患者传染，多致夭柱，治之者少得方法。只云太热必然，殊不知亦有虚实表里治之者，详其汗下吐不同，大抵与伤寒颇类。其中亦有可针镰砭射出血者，亦有久而败烂出脓者，其间变异百端，不可不慎所宜时疾也。

通气散

治时气，头面赤肿，或咽喉闭塞不通，用之取嚏喷

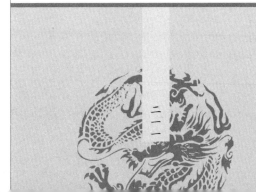

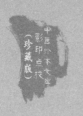

七八遍,泄出其毒则差。若看病之人,用此药必不传染。

玄胡一两五钱　猪牙皂角　川芎已上各一两　藜芦五钱　踯躅花二钱五分

右为细末,每用纸撚子蘸一米许纴于鼻中,取嚏为效。

白丁香散

治妇人吹奶,初觉身热头痛,寒热,及胸乳肿硬,是其候也。服之能令下,其乳汁通其血脉,立能自消矣。

白丁香 直者

右为细末,每服二钱,酒调服,肿硬立消,甚者不过三服。

金银花散

治发背恶疮,托里止痛排脓。

金银花四两,无花用苗叶嫩茎代之 甘草一两

右为粗末,分为三服,酒水各一盏,同煎至一盏,去粗,温服无时。

皂蛤散

治妇人因露风,邪气外客于乳内,始为吹奶,积久

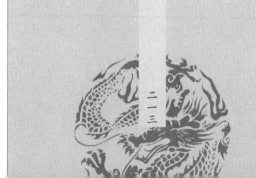

不消,以为奶痈,此药导其汁,散其风邪,汗出,其病自然痊愈矣。

皂角 不蛀者烧存性　真蛤粉 已上各等分

右为细末,每服二钱,温酒调下,不拘时候。

十香膏

治五发恶疮,结核瘰疬,疳瘘痔痔。

沉香　麝香 已上各一钱
木香　丁香　乳香　甘松　白芷　安息香　藿香　零陵香 各五钱,同为细末
当归　川芎

黄芪　木通　芍药　细辛　升麻　白敛　独活　川椒　藁本　菖蒲　厚朴　木鳖子　官桂　商陆根各二两，剉碎　桃仁　杏仁　柏子仁　松子仁各五钱　槐枝　桑枝　柳枝　松枝各二两，剉　没药　轻粉　雄黄　朱砂　云母石　生犀角　乱发灰　白矾灰各二两，另研如粉

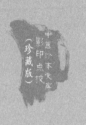

真酥　猪脂　羊肾脂各二两
黄丹一斤　清芝麻油三斤

右先于木炭火炼油香熟，下一十六味剉碎药，并四枝、四仁，熬至紫黑色，出火滤去粗，入脂酥煎十余沸，再以新绵滤过油，澄清。拭铛令净，再入火上煎油沸，下丹用湿柳枝作箄子不住搅熬一日，滴在水中成珠不散则成也。离火入十味药末搅匀，再上火入云母等粉八味，轻煎令沸，出火不住搅一食时，于磁盒内蜜（密）封收。每用量疮口大小，绯帛上摊贴之。肠胃痈疽可作丸，梧桐子大，每服七丸，

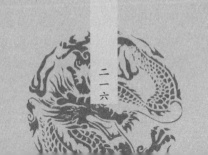

空心温酒送下。

犀角膏

当归　川芎　黄芪　白芷　白敛　杏仁　木鳖子　官桂　乳香　没药已上各一两　乱发灰五钱　黄丹　清油五斤

右前八味细剉，于油内先浸一宿，于木炭火上熬至白芷、杏仁焦，滤去粗，澄清，再煎，油沸下丹，以湿柳木箅子不住搅旋，滴药在水中，如珠不散，出火

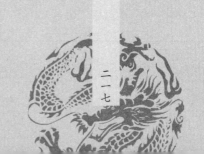

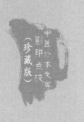

候一时辰。下乳香、没药并发灰，搅匀，于磁盒内收，依常法摊用之。

乳香膏

治一切恶疮打扑走注疼痛。

乳香研　珠子沥青　白蜡已上各五钱　白胶香二两　杏仁油一斤

右将沥青于木炭火上先溶开，下白胶香、黄蜡化开，入油搅匀，以绵滤去柤，于井花水中持拔白色如银，再溶入乳香在内，拔白色，收磁盒内，依常法摊用之。

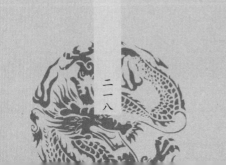

白龙膏

治头面五发恶疮，及烧汤冻破溃烂，止痛生肌，清血脉，消毒败肿，通气脉如神，至可无瘢痕。

轻粉五钱，另研　白薇
白芷　白敛　黄芪　商陆根　柳白皮　桑白皮已上各一两　乳香二两，另研　定粉另研　黄蜡已上各八两
杏子油一斤，如无用芝麻油

右七味剉，油内揉浸三日，于木炭火上煎，令白芷黄色，滤去粗，于油中下黄蜡、乳香后，溶开出火，再滤候微冷，下轻粉、定粉，急搅至冷，磁盒内收贮，每

用绯绢上摊用之。

消毒膏

当归　黄芪　川芎　杏仁　白芷　白敛　零陵香　槐白皮　柳枝嫩者　木鳖子用仁　甘松已上各五钱,　剉　乳香　没药已上各三钱　轻粉一钱　朱砂　朱红已上各五分　麝香一分　黄丹炒紫色　黄蜡已上各八两　芝麻油一斤

右将剉药,油浸七日,木炭火上煎杏仁焦色,滤去

粗，下黄蜡，候溶开，出火，下丹，急搅百十转，下乳香、麝香、朱砂等六味，不住手搅至凝，磁盒内收贮，白光绢上摊之。治证如白龙膏之类。贴面目毛发，最宜用之。

磨风膏

治头面五发疮肿疥癣等疾，及汤火破伤，磨风止痛，减瘢痕。

白附子　白芍药　白茯苓　零陵香　白芨　白敛　白芷　白檀　藿香

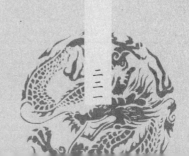

升麻　细辛　黄芪
甘草　杏仁去皮尖，已上各五
钱　脑子一分　括蒌根一两
大括蒌二两,去皮　黄蜡
六两　芝麻油一斤

右先药十四味剉，油内浸百日，于腊日慢木炭火上，银石器内，煎至白芷微黄色，离火，入括蒌二味，著内煮百沸，重绵滤去柤，再慢火上炼油香，下削净黄蜡溶开为度，倾在磁器内收贮，上糁脑子密封，旋用磨风涂之。

天麻膏

治疥癣赤秃，手足癣皮剥。起瘑疼疳疮，侵蚀痛，脓汁浸淫滋蔓，经久不差者。

草乌头　钓苓根　木鳖子　天麻　藜芦　川芎

狼毒已上各五钱　轻粉

粉霜已上各二分，另研　腊猪脂二两　黄蜡六两　油一斤

右前七味细剉，如麻豆大，于油内煎至焦紫色，令冷，滤去柤，上火，入黄蜡、猪脂溶开。再用重绵滤过，入轻粉、粉霜搅凝，磁盒内收贮，用以涂摩之，大效。

善应膏

出南京宝梵院明昌六年闻进方

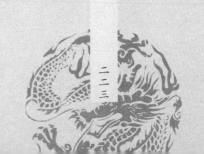

当归　白芨　官桂
白敛　白芷　杏仁去皮尖
木鳖子仁已上各一两,剉碎
乳香　没药已上各五钱,研
　黄丹二斤　芝麻油五斤

　　右先将油煎剉药,令白芷焦黄,滤去柤,再煎油沸,下丹,用湿柳箄子不住手搅,滴在水中成珠子,住火。入乳香、没药搅匀,以磁盒内收贮,依常法用之。

灵应膏出《总录》

　　治五发恶疮,瘰疬,结核,乳痈。

　　白麦饭石烧醋淬七次
白敛已上各五两

鹿角十两，烧存性

右为细末，每用酽醋中熬如膏，厚涂于上中心，留一窍，以出其毒，以故旧软布摊之，贴未成脓者，贴即自消。已成脓者，便溃，恶肉疾出，新肉早生效。不必具陈，用之如神。

翠王膏

治软疖，脓水逗流，愈后复发。

明沥青四两　铜碌二两
芝麻油三钱　猭猪胆三个

右先于炭火上溶开，沥青入油，令沸，下胆汁搅匀，入水中，用手抟搦，磁盒内收贮。用于绯光绢上，量疮大小摊贴之，不须再换，一上便痊，可自落为度。

追毒散 太医成子玉方

治一切恶疮，脓水不快者。

五灵脂　川乌头炮　白干姜炮，已上各一两　全蝎五钱

右为细末，用少许糁疮口中，深者纸撚蘸药纴于疮口内，以膏贴之，或浸蒸饼，令浸透，搦去水和药，合匀，撚作锭子，每用纴入疮口中，亦名追毒锭子。

回疮锭子，治疗疮大效。

草乌头一两　蟾酥七钱　巴豆七分，去皮　麝香一字

右为细末，面糊和，撚作锭子，如有恶疮透丁，不痛无血者，用针深刺到痛处，有血用此锭子纴之上，用膏贴之丁疮四畔，纴之。其丁三二日自然拔出，此药最当紧用。

射脓丸 治诸疮疖，脓水已成，即当针开决出陈臭恶瘀，则其活也。若其恶瘀不出，欲针，口须当开发用此药，以射出其脓也。

白矾灰一钱　砒霜五分　黄丹一字

右为末，面糊为丸，撚作锭子，每用粘疮头欲出处，以膏贴之自溃。

替针丸 出保生信效方
治证同前。

陈坏米末一钱　硇砂五分　雄雀粪直者，二十一粒

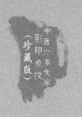

右为细末，粳米粥丸，如粳米样，每用一丸粘在疮头上，以膏贴之。

治瘰疬并马老鼠疮。

铜碌（绿） 班猫 砒霜已上各五分

右为细末，醋糊为丸，如鼠粪大，每用时一锭子作三丸，纳于疮口上，以膏贴之，如无疮口，干糁之妙。

翠霞散

治百杂恶疮，去毒生肌。

滑石一两 铜碌（绿）五钱 轻粉二钱 片脑 麝香已上各三分 粉霜一字

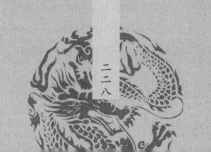

右为细末，每蘸药纴于疮口上，以膏贴之，或滑石二两，各二圣散，量其浅深轻重用之。

搜脓散

治年深不效恶疮。

白芷一两　芎䓖二两
白芍药三两　轻粉三钱

右为细末，每用干糁疮口上，疮口深者纴之。

引脓散

治证同前。

狼毒　钓苓根　无心草根

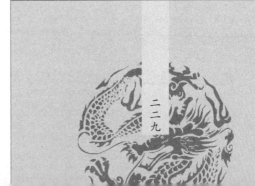

白丁香已上各五钱　麝香一字

右为细末,如前法用治之。

乳香散

治证同前。

白干姜　苦丁香　草乌头已上各五钱　钓苓根　狼毒　乳香已上各一两

右为细末,每用干糁之,或唾调作锭子纴入疮内。

钓苓散 陈官宝方

治证同前。

井盐一两　无心草　干姜已上各二两

钓苓根三两

右为细末，每用干糁之，或唾调少许，涂在膏上，就贴之。

截疳散

治年深疳，瘘疮，大效。

密陀僧　白敛　白芨　黄丹已上各一两　黄连五钱　轻粉一钱　脑子　麝香已上各五分

右前四味为细末，后四味另研极细，和匀为散，每用或糁，或纴疮口中，以膏贴之。

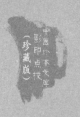

抵圣散

治耳中脓,经年不愈,及驴涎,马汗,攻燎疮疡,骨疽疳瘘等疮。

白矾灰二两　乌鱼骨三钱　乳香二钱　干胭脂　轻粉已上各一钱　麝香五分

右为细末,或糁或纴以膏贴之,如有耳脓者,用一字纴耳中。

青金锭子

治诸恶疮,脓出不快者,及多年疳瘘疮愈而复发。

白丁香　铜青　硇砂

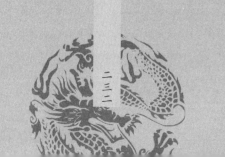

粉霜　轻粉已上各五分　麝香　龙脑已上各一字

右为细末，面糊为丸，撚作锭子，每用纴入疮口中，脓水出快。

白龙散

主生肌止痛，及耳中卒然大痛。

寒水石四两，烧半白，研　乌贼鱼骨研　滑石已上各一两，研　鹏砂三钱　轻粉一钱

右为细末，每用干糁耳中，痛者油调如糊，滴纴于耳中，痛立止。

桃红散

主敛疮,生肌肉,定血僻风邪。

滑石四两 寒水石烧,二两 小豆粉一两,乳香 轻粉已上各一钱

右为细末,每用干糁,血不止者,和灯草,贴疮口上,以帛封之。

槟榔散

治久患恶疮,肌肉迟生。

木香 黄连 槟榔已上各等分

右为细末,每用干糁之。

金黄散 出九籥卫主方

主消肿散毒,生肌止痛。

黄连　大黄　黄芪　黄芩　黄蘖(藥)　郁金 已上各一两　甘草五钱　龙脑五分,另研

右为细末,入龙脑研匀。若治湿毒丹肿,新水调扫赤上,或蜜水调如稀糊,用小纸花子贴之,或小油调扫。如久不差,热疮毒赤,干糁或水调涂亦佳。

生肌散

主敛疮大效。

寒水石烧　滑石已上各二两　龙骨　乌鱼骨已上各一两　密陀僧　枯白矾　干胭脂　定粉已上各五钱

右为细末，用药干糁疮口上。

水澄膏

治热毒肿痛大效。

大黄　黄蘗（蘖）　郁金　天南星　白芨　朴（朴）硝　黄蜀葵花已上各一两

右为细末，每用新水一盏半，药末二钱，搅调匀，候澄底者，去浮水，以纸花子摊于肿焮处贴之。如急燥，津唾润之，此药治热毒赤肿，神效。如皮肤白色者，勿用之。

拔毒散

治热毒丹肿，游走不定。

寒水石生用　石膏生用，已上各四两　黄蘗（蘖）

甘草已上各一两

右为细末，每用新水调扫之，或油调涂之，或纸花子小贴亦妙，凉水润之。

金露散 出普降生灵方

治时气热毒。

寒水石 生用一两五钱 黄蘗（檗）一两 白芨 白敛 雄黄已上各二钱五分

右为细末，无根水调以纸花子，贴或扫亦妙。

消毒散

治诸恶疮，生肌止痛，消毒散肿。

滑石一斤 黄蘗（檗）二两 黄丹一两 乳香五钱 轻粉三钱

右为细末，每用干糁或烧汤，及下注臁疮风湿，疥癣等疮，油调涂之。

大槟榔散 成子玉方

治干湿疥癣。

硫黄　黑狗脊已上各五钱　轻粉一钱　红娘子　大槟榔已上各一个

右为细末，每用药末半钱于手掌中，临卧时油调如糊，两手搓摩极热，鼻内闻之，及摩擦疥上。隔日再用，甚者不过三上，必验。

天麻散

治白秃瘢疮，及风毒疥癣。

藜芦　天麻　狼毒

白芷　茵草　钓苓根　草乌头　管仲　细辛已上各五钱　雄黄二钱　轻粉一钱

右为细末，每用药半两，纸一重，绵裹油三两，浸三日，外蘸指擦患处，如稍干，添油一两，添至三两换药，其效如神。

决效散

治风痒头疮。

管仲三两　白芷一两

右为细末，油调涂之。

水银膏

治癞疮疥癣，无名恶疮。但是手足疮疥浸淫多汁，久而虫生，涂之神效。

蔄茹剉　黄蜡已上各一两　黄连剉　蛇床微炒　白矾枯　水银已上各二两

右用腊猪脂七两，熬开下三件，剉药，煮至焦紫色，去柤，再入黄蜡溶开，出火稍凝，下水银、矾石，搅至匀，每用涂摩。

平肌散

治诸疮久不敛者。

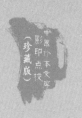

密陀僧

密陀僧 花蕊石二味同煅赤色 白龙骨已上各一两 黄丹 乳香 黄连已上各二钱五分 轻粉一钱

右为细末,入乳香、轻粉、黄丹,同研令匀,每用干掺。

神黄散

治一切热肿攻燃疼痛。

黄蘖(蘗)末一斤 黄丹二两,炒紫色 雄黄一两,另研

右同研匀,每用新水调和糊,敷扫。以小纸花贴,稍干,以蜜水润之。

愽金散

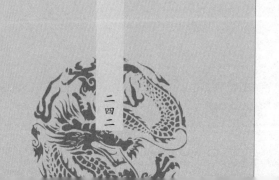

治下疳蚀,臭烂肿痛。

白矾与蜜陀僧同为末,相和于沙锅内,火上炮汁尽 蜜陀僧已上各五钱 白垩二钱 黄丹 轻粉已上各一钱 乳香五分 麝香一字

右为细末,先须另用槐枝、葱白、盐、甘草熬汤,淋渫洗一二时,淹干,糁上项药,每用药先须洗浴,然后糁药,甚者三五次差。

金伤散

治刀镰斧伤,僻风止痛,生肌。

白芨三两 陈石灰风化 桑白皮

黄丹已上各二两　白附子　天南星　龙骨已上各一两

右为细末，每用干贴之。

完肌散

治证同前。

密陀僧　桑白皮新者　龙骨已上各四两　陈石灰二两　黄丹五钱　麝香一钱,另研

右为细末，干糁之。

定血散

治证同前。

黄丹一两　乌鱼骨
白矾灰　龙骨已上各二两
蜜陀僧半斤　桑白皮一斤

右为细末，每用干掺，定血如神。

碧霞锭子 太医陈官宝方

治恶疮透不觉疼痛。

铜碌（绿）一两　硇砂二钱　蟾酥一钱

右为细末，软米饭一处，擦匀，撚作锭子粳米样，每用针刺之。不觉痛者，但有血出，纴一锭子在内，以膏贴之，或作散，以纸撚蘸纴之。亦可临证看如何，宜合用度。

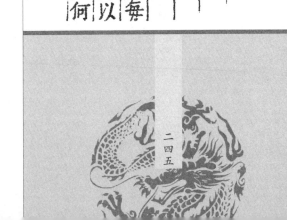

漏芦汤

治妇人吹奶初觉。

漏芦 练实 大黄 黄芩 芍药 甘草已上各五钱

右为粗末，每用三钱，水一盏半，灯草三十茎，同煎至一盏，去粗温服，无时。

玉粉散 出苏沈螺方

治阴疮浸淫不止。

白矾灰 定粉已上各等分

右研细末，先洗浴净，淹干，敷糁之。

香矾散

治小儿断脐之后不干,及脓出耳中。

枯矾五钱　龙骨　黄丹已上各一钱　麝香少许,研

右为细末,每用干糁之。

紫金散

治瘰疬久不差者。

枯矾五钱　砒霜一钱　石胆五分

右为细末,入黄丹二钱每用纴入疮口内,以膏贴之。如未破者,灸一两炷,用津唾旋调一豆许,安疮

上，以膏贴之，去根自平复。

通耳丹 卢全宝传

治耳聋

桑螵蛸　安息香　阿魏已上各一钱五分　朱砂五分　萆麻子仁　大蒜　芭（巴）豆仁已上各七个

右为细末，入二仁，与蒜同研烂为丸，如枣核样，每用一丸，绵裹内耳中，如觉微痛，即取出，亲验方。

菖蒲锭子，一名菖蒲散

治耳中卒痛。

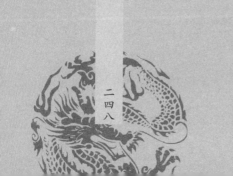

菖蒲　附子炮去皮脐，已上各二两

右为细末，每用油调滴耳内，立效。

寸金锭子 太医陈子宝方

治疗痔疾。

藤黄　雄黄　雌黄
硫黄　轻粉　粉霜　麝香
砒霜　黄丹已上各一钱
牡蛎粉　红藤根　干漆已上各五钱

右为细末，研匀，烧陈米饭和捣为丸，如枣核大，每用一丸，入肛门深二寸许，放令定，用新砖毬子二个，炭火烧赤，酽醋中蘸过，绵裹一个，于肛门上熨之，冷即换上，下次之来日大便下臭败恶物，除根也。

薰痔散

葳灵仙三两

右用水一斗半，煎至七八沸，去火就盆上，坐令气薰之，候通手淋漓，冷即再暖。

通灵丸

治耳聋。

松脂五钱　巴豆二十四个，去皮，研

右先将松脂溶开,入巴豆末,熬成膏丸如白豆大,绵裹一丸,塞耳中,觉痛,取出赤水为效

三神丸

治僧道痔疾,因读养生必效方,见乾义传僧觉海。少年患痔疾,其行业比冰霜,缘此饱食久坐,知痔疾者,不必酒色过度矣。故《素问》云:因而饱食,筋脉横解,肠澼为痔,治之故不同也。

枳壳炒去穰 皂角烧存性 五倍子已上各等分

右为细末,炼蜜为丸,如梧桐子大,每服三二十丸,温水食前服,养生必效。方中三味,皆单方一味为

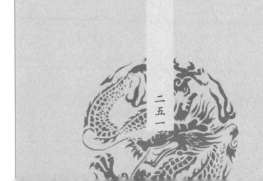

方,今增为一方,其效如神。

玉芝饮子

治膈热,口舌生疮,咽喉肿痛。

甘草炙,二两　藿香叶　石膏水飞　山栀子仁已上各一两

右为细末,每用一钱,新水调下。

平和饮子 出囟头经中

治小儿疮疹。

人参　白术　茯苓　甘草　升麻已上各等分

右为细末,每服一二钱,水煎去滓,温细细饮之,量岁大小虚实,以意详之。此药治诸疮疼烦,渴不宁者,皆可服之。惟小儿疮疹尤佳。

玄参丸 出僧居泰传

治口疮连年不愈者。

天门冬去心　麦门冬去心　玄参已上各等分

右为细末,炼蜜为丸,如弹子大,每服一丸,噙化。

犀角散

治口舌生疮,咽喉肿痛,热毒时气。

升麻　桔梗　甘草炙,已上各一两

牛蒡子炒，四两

右为细末，每服三钱，水一盏，入竹叶五七片，煎至七分，去柤，细细热煮，温即咽之，其柤热扫项肿上。

防风散

治破伤疮疡风邪，或身体疼痛，风邪攻注挛急，及皮肤瘙痒，麻木不仁，头昏闷，牙关紧，欲成破伤风。

防风一两　藁本　羌活　地骨皮　荆芥穗已上各五钱

右为细末，每服三钱，温酒调下。

乌金散

治疳瘘恶疮

麝香　蟾酥已上各一字
粉霜　硇砂　轻粉已上各一钱　铜碌（绿）　砒霜
白干姜　草乌头　天南星　舶上硫黄已上各五钱

右为细末，纸撚纴之，或汤浸蒸饼，和为锭子，纴疮口内，上以膏贴之。

刘守真疮论

《素问》云：痛痒疮疡，痛肿疽疹，瘤气结核，拂郁甚者皆热，五脏不和，九窍不通，六腑不和，留结为痛，近于火

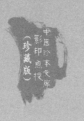

气,微热则痒,热甚则痛,附近则灼而为疮,皆火之用也。人之疮肿,因内热外虚所生也。为风湿之所乘则生疮肿,然肺主气,候于皮毛,脾主肌肉,气虚则肤腠开,为风湿所乘,脾气湿而内热,即生疮也。肿者,由寒热毒气客于经络,使血涩而不通,壅结成肿,风邪不作,即无头无根,寒血相搏作者,即有头有根,壅盛则为脓。赤根肿,则风气流溃也。疮以痛痒,痛则为实,痒则为虚,非虚为寒也。正谓热之微甚也,痒则美疾也。故火旺于夏,而万物蕃鲜荣美也。灸之以火,渍之以汤,而其痒转甚者,微热之

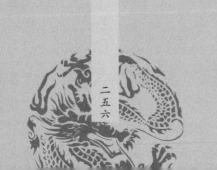

所使也。痒去者，谓热令皮肤纵缓，腠理开通，阳气得泄，热散而去，或夏热皮肤痒，而以冷水沃之。其痒不去，谓寒能收敛。腠理闭密，阳气郁结，不能散越，怫热内作故也。疮疡皆为火热，而反腐出脓水者，犹谷肉果菜热极，则腐烂而溃为污水也。溃而腐烂者水也，化也。痛浅而大，疽深而恶热胜血则为痛脓也。疮有头，小疮也。疹浮而小，瘾疹也。瘤气赤瘤，缥热胜，气火之色也。

没药膏

治一切痈疽发背，疮疖伤折，蹼跌坏脓，生肌止痛，又贴灸疮极妙。

麒麟竭　明乳香　没药已上各一两研　当归去芦　木鳖子仁研　杏仁已上各五钱　油头发二两　黄丹六两

右先用油一斤，石器内或沙锅内，露天底鍊油，令熟先下木鳖子、当归、杏仁、头发，慢火熬黄焦，油耗五分，离火用绵滤柤不用。再入锅，下黄丹，以新柳篦子十条，旋换搅不住手，候黑色，滴在水中成珠子，硬软得所，取下火，入三味，研药再搅匀，磁盒内盛放地上。以盆合一宿出火毒，用时或帛上，或纸上摊,一日一换。

必效散

治久患瘰疬不效,服此药取效如神。

南鹏砂二钱五分　轻粉一钱　麝香五分　班猫四十个,去头翅　巴豆五个,去皮心膜　白槟榔一个

右同研极细,取鸡子清二个,去黄,调药匀,却倾在鸡子壳内,湿纸数重,糊定无令透气,坐饭甑内,与饭一处蒸饭,熟取药,曝干,研极细末,用时相度虚实。虚人每服半钱,实人每服一钱,并用炒生姜酒下,五更初服药,至平明取下恶物。如觉小腹内疼

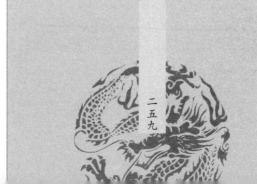

痛，便用荣麻子烧灰，入没药等分，同研细，用茶调下一钱，便入大肠，其取下恶物如烂肉，老鼠儿及新成卵内雀儿，是药之效，妇人有胎不可服。

乌金散

治痈疖肿硬无头，不变色者。

米粉四两　葱白一两，细切

右同炒黑色，杵为细末，每用看多少，醋调摊纸上，贴病处一伏时换一次，以消为度。

抵圣丸

治男子妇人头面手足虚肿。

苦葶苈不以多少，于火上隔纸炒过

右杵为细末，枣肉为丸，如小豆大，每服十丸，煎麻子汤下，食前，日进二服。五七日小便多，肿消为效。如喘嗽，煎桑白皮汤下，忌生冷醋滑物及盐，须另丸一等小丸儿，与小儿服，看大小加减与服，煎枣肉汤下。

应效散

治气瘘疳疮多年不效者。

地骨皮不以多少，冬月自取，只要皮，阴干

右杵为细末，每用纸撚蘸纴疮口，内频用，自然生肉。更用米饭调二钱，无时日进三服，又名托里散。

白金散

治风攻注毒遍身，及手足生热疮疼痛，有黄水出。

桂府　滑石

右为细末，先用虎杖、甘草、豌豆各等分，约半两许，二碗水煎上项三味，至一碗，去粗微热，淋洗疮，水冷拭干，上糁滑石末，令通便睡，至明决愈。

如圣散

治浑身瘙痒，抓之成疮及瘾疹之类。

蚕沙一升

右用水二斗煎至一斗，滤去柤，夜卧避风处淋洗，水冷即拭干，便睡。

大蛾散

治刀斧伤，止血定痛生肌。

晚蚕蛾不以多少

右为细末，每用药贴于疮口上，用绵裹，不须再动，一上便可。

必效散

治蜘蛛咬著疼痛。

盐豉炒干

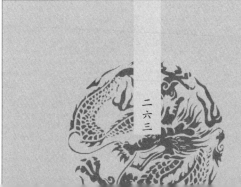

右为细末，每用油调涂之，必效。

蛤粉散

治汤火烧烫疮。

蛤蛎烧赤，放冷

右研如粉，每用油调涂之，日三次。

治小儿丹瘤

木鳖子新者去壳

右研如泥，淡醋调傅之，一日三五次，便效。

治小儿疳口疮

天南星一个，去皮

右为末,好醋调摊在纸上,男左女右,贴在脚心底,以帛系定,三日外取了,以温水洗尽脚下药。

治破伤风 并洗头风药

麻黄一钱,去节　蝎稍二钱五分　蛮姜　草乌头　黑附子炮去皮　白附子　天麻　乌稍(梢)蛇好酒浸三夜,去骨,火上炙黄色　川芎

已上各五钱

右为细末,每服一钱,热酒调下,日进三五服,重者三五日必效。此证只宜早治,但邪气入脏,则难治。治有四死证不可治:一头面青黑色;二额上有汗

珠不流;三眼小目瞪,四身上有汗出如油。

乌龙丸

治遍身风疮瘙痒疥癣等疾,服之消风散热,利膈化痰唾。治肺气不和,此药推陈致新,去肠垢。治证甚多,要能用度。

皂角肥者,不以多少,炙刮去皮弦,槌碎,甜水揉取浓汁,去粗,银石器内熬成膏,另放之

黑牵牛不以多少,微炒令香熟,碾取头末

右将药末与皂角膏和丸,如梧桐子大,每服三五十丸,气虚者一二十丸,食后温水送下。无病气实人,一两个月顿一服,取利三五行,不伤正气。身体

轻健，肌肤光泽，永无风痰疥癣之疾。

紫参丸

治热毒瘰疬，肿毒未成者，内消已溃者，行脓止痛。

散肿毒

麝香另研　腻粉已上各三钱　紫参　苦参炒，已上各一两　丹参一两五钱　连翘二两　滑石二两五钱

右为末，别用，玄参一斤捣碎，以酒三碗浸三日，揉取汁，去粗，用皂角子三百个煨熟为末，用玄参酒熬皂角子末成膏，和前药丸，如梧桐子大。每服一

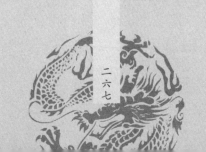

丸，以黄芪汤下。一日加一丸，至患人岁数即住。如四十则二十，每日减一丸，其疮自干已结者，内消也。服此药大有神效。

万灵丸

治脑背疽，并一切恶疮初觉一二日。

砆砂　血竭　莲蕊已上各等分　麝香少许

右为细末，酒糊为丸，如黄米大，每服七丸，温酒送下。疮在上，食后；在下，食前，不过二服，即效。

治眼

治昏涩，退翳膜

椒四两，去子合者不用
甘菊花二两五钱　熟干地黄二两，酒浸，九蒸九曝

右为细末，炼蜜为丸，如梧桐子大，每服三十丸，食后细嚼，新折米十余粒送下。

治吹奶方 田仲宽方

治吹奶及一切恶疮，初觉一二日立效。

生姜一两，去皮　大黄　甘草已上各五钱　苽蒌一个，去皮

右共捣作一块，以水半碗，同煎至七分，滤去粗，入

没药、乳香末,共二钱半,通作一服。

治痔疮

雄黄五分,细研　五灵脂去石,烧过去烟　五倍子炮过,已上各一钱　没药二钱五分,明净者　白矾半飞半生

右为细末,研令极细,用纸花子贴疮口上。

洗痔

防风　当归　川芎已上各等分

右三味,剉细,煎水去租,令热温淋,洗疮用软帛印干傅前药。

寸金丹

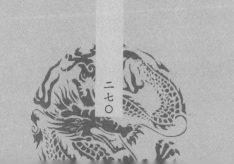

二名返魂丹，三名再生丸，四名追命丹，五名延寿丸，六名来苏丸，七名知命丸，八名得道丸。非人勿示，此方若有人患疮，身未烂者，与三丸服之，咽下便活。如口噤，但斡开牙关，研下三丸，灌下喉中，立生。此方治发背脑疽，痈肿，遍身附骨肿痛，先觉时饮水，口中烦渴，发热，四肢沉重，身体壮热。

麝香一分　南乳香　乌金石　轻粉　雄黄　狗宝　没药已上各一钱　蟾酥二钱　粉霜　黄蜡已上各三钱　硇砂五钱　鲤鱼胆干用

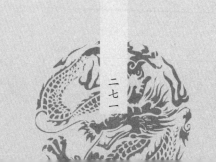

狗胆已上各一个,干用　金头蜈蚣七条,全者酥炙黄色　头首儿孩儿乳一合

右件为末,除黄蜡、乳汁二味,熬成膏子,同和丸,如绿豆大,小儿丸,如芥子大,每服一丸。病重者加三丸,白丁香七个研烂,新汲水调送下,用衣服盖之睡,勿令透风,汗出为度。大段疼痛,如无头疮肿,不过三服,立效。服药后食白粥,苁斋就服大妙。

牙疳药 此药是京兆惠民局见行经验方

治大人小儿。

拣信　青黛　轻粉已上各一钱

麝香五分

　　右同为细末，用小细调薄摊纸上，用木槌槌实收起，每用临卧以浆水洗净印干，可疮口大小，以药纸对之，至晓去药纸，漱净，勿令咽下，大者不过三上必效。

回疮蟾酥锭子 陕西医局提举马云卿亲传经验方

　　治丁疮毒气攻心欲死，以针刺其疮，向心行处，但觉痛，有血处下锭子。若累刺至心侧近，皆不痛无血者，急针百会穴。痛有血者，下锭子。若无血，以亲人热血代之犹活三四，况疮初发无有不效。大抵

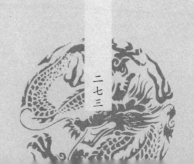

丁疮生于四肢,及胸背头项,骨节间。唯胸背头项最急,初生痛痒,不常中陷,如丁盖,撼之有根,壮热恶心是也。

天南星　款冬花　巴豆仁　黄丹　白信已上各一钱　独活五分　班猫去头足十个

右为极细末,用新蟾酥,和药如黍米,大撚作锭子,每遇丁疮,先以针刺其疮,必不知痛。有血出者,下锭子,如觉痛,不须再用。若更不知痛,再随疮所行处,迎夺刺之,至有血知痛即止。其元疮亦觉疼痛,以膏药傅之，脓出自差。

用锭子法度，以银作细筒子，一个约长三寸许，随针下至疮痛处，复以细银丝子内药，于筒内推至痛处。

乳香托里散 同前所传

治一切疮肿，疼痛不可忍，如少壮气实者，先踈利后服之，大效。

御米壳去隔蒂萼，蜜炒，三两　当归　芍药　川芎已上五钱　乳香　没药已上各一钱

右为粗末,每服五钱,水一盏半煎至七分,去粗温服,病在上者,食后。在下者,食前。若未止,即再服。

四圣旋丁散 各医秘传经验方

治丁疮生于四肢,其势微者,先以好醋调药涂,上以纸封之,次服内托里之药,其丁自旋出根。

巴豆仁五分　白僵蚕
轻粉　硇砂已上各二钱五分

右为细末,醋调用之。

天丁散 同前秘传经验方

治一切丁疮及诸恶疮,初生以药涂之,急服托里

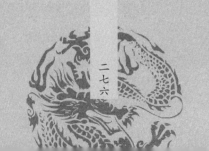

内消。

　　山丹花蕊　　香白芷已
上各二钱　　牛蒡子根春采去皮
　　天丁乃皂角刺　苍耳芽
大力子已上各五钱　　雄黄一两

　　右五月五日受气,修合为细末,每用好醋涂纸对之丁疮上,有黑甲者,必须胡桃油浸,次涂之,自可。

万应膏 同前所传

　　治一切疮疡初生,肿焮甚者,无问大小,以膏可肿痕贴之,煎葱白水热淋,两焮时,良久,再淋肿消为度。如疮者不能差者,亦收敛聚脓,决然早差。

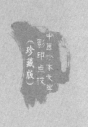

黄蘖（蘗）　芍药　白芷　黄芪　木鳖仁　杏仁　当归　白芨　生地黄　官桂　玄参去皮剉碎　没药　乳香已上各五钱，研　白敛　黄蜡已上各一两　黄芩　大黄已上各二两　黄丹一斤　芝麻油二斤八两

右件十四味，入油内侵一宿，绝早入沙锅，慢火熬，用生柳条搅至申时，以焦褐色出火，去粗粗。又以重绵滤过，入丹，再熬，旋滴水中成珠子不散者，出

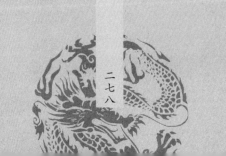

火毒，绝烟，入乳香、没药，黄蜡搅匀，用磁器收贮，于土内埋七日，取出摊用。

治小儿面湮疮。

俗云：练银疮者，是母受胎之日，食酸辣及邪味过度，多生此疮。

百药煎五钱　生白矾二钱

右为细末，小油调旋，搽之神效。

治赤白口疮。

大人饥渴不时，小儿失惊，即生口疮。

生白矾一钱

右噙漱之，从沥顽涎，立效。

治干湿疥癣。

此是肺受邪毒，运于四肢，久而不散，以生肉蠹。

硫黄一两　生白矾八钱

右为细末，油调火炙，抓破涂之，立效。

治汤火浇烫。

无问新旧。

青槐枝一两，剉碎　绿豆粉一两，炒黄色　轻粉一钱

右同为细末，油调涂之，止痛减毒。

治破伤风。

手足颤掉不已者。

朱砂另研　南星去脐
独活去皮，已上各二钱　人手
足指甲烧绝烟，六钱

右为细末，分作三服，酒调，服之立效，

治破伤。

无问新旧。

石灰

右用一味，验疮口大小，尽干涂之，不须封裹，神效。

治风狗咬，破伤风。

此病非为小可，及九死一生之病，可急用之。

好班猫七个，去翅足

右为细末，酒调服之，于小便盆内，见衣沫似狗形者为效。如无再服七次。虽无狗形，亦不再发也。此方累试经验，今附于此。

论炮制诸药及单方主疗疮肿法

夫药者,治病之物,盖流变在乎病,主治在乎药,制用在乎人,三者不可缺一也。凡用一味炮炙修制及单方主疗,该引方书出处,不必随方标写。

砒砂

须研细,水飞滤干。若入膏中者,待熬膏成稍凝冷即下,急搅勿令沉聚,大凡石类一一如此。

云母

即须用练成熟粉,曾经妇人手拈者不效。《圣惠方》治汤火疮,羊髓和膏涂之神良,《千金方》如治金疮。

及诸恶疮,依上涂傅,大效。

矾石 即白矾

凡用须木炭火上枯汁尽,主阴蚀恶疮,去鼻中瘜肉,生含咽津治急喉闭。《肘后方》治耳中卒肿痛,或有脓水者,以筒吹一字于耳中,以绵塞之,立效。又治诸毒虫恶,兽咬伤,傅之则差。《千金方》以醋煮汤渍蝎螫立差。王氏博济治驴马汁毒伤人疮肿痛,和黄丹傅之。灵苑方治伤折疮肿,以沸汤投枯矾渍浴之。御药院方,治阴汗,以枯矾投沸汤中,浴之。

水银

主疥瘘痂伤，白秃，入膏令膏冷凝下之，搅令匀散如星，勿令沉聚。

水银粉 即轻粉

主瘰疬，杀疥癣虫，酒齄风，以羊髓和如膏，涂及贴臁疮，一上可。

石灰

主疥癣，骨疽，金疮，风化者良。《外台秘要方》：治风疹，以浆水调热扫之，随手差。孙真人治疥，淋石灰水，温洗之，千年者尤佳。

白麦饭石 即粗理黄石

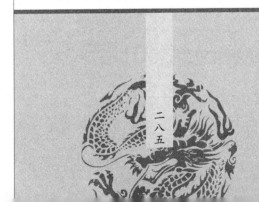

曾磨刀者佳，凡用须用酽醋淬之，令屑落醋中者良。亦单用治发背，神良。本草曰：大凡石类，多主痈疽。

花蕊石

主金疮止血，合硫黄、木炭火炒，良。或只刮花蕊石末，效。

黄芪

主痈疽久败疮，排脓，止痛，兼五痔，鼠瘘，止渴，《圣惠》、《千金》、《外台秘要方》，治发背脑疽，托里止渴，用黄芪六两，甘草一两，剉细水煎，温服无时，大效。

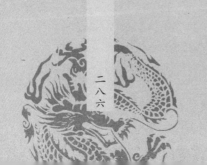

枲耳即苍耳

《千金翼方》：丁肿用根茎叶，炒灰存性，为末，醋泔淀和如泥，涂之，一日三易之，三日肿消，根丁自拔出，亦治诸肿，扫之寻差。

麻黄

凡用根节，煮三沸，掠去沫，锤干判。

黄芩

凡用去腐芦，拣细实者佳。梅师方，治诸丹，作末，水调扫之，亦治汤火疮。

乌头，附子

凡用须炮裂去皮脐。

半夏

凡用汤洗七次,去滑。

羊蹄根

主干癣疥头秃,取根啮涂之效,简要济众方,治癣疮久不差,取新者,绞汁,和腻粉为膏,涂之。《千金》、《圣惠》、《外台》等方,皆治癣,和醋或白矾,或硫黄涂之,愈。

狼毒

主痈疽恶疮,鼠瘘。《圣惠方》治癣疮积年,搔之黄汁出,痒痛,以末傅之,或猪膏和涂差。

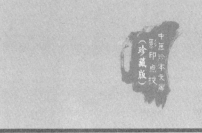

芭蕉根

主疮肿，捣根汁涂之良。百一方治发背，根汁涂之。

土青木香 即马兜苓根

治头风搔痒，秃疮。

连翘

主寒热鼠瘘，痈疽恶疮，瘿瘤，同甘草服食。

蒲公草

主乳痈，煮汁饮之，自消。梅师方，傅之亦消。

滑石

本草不言疗疮肿，本体较治诸疮久不愈，消热毒

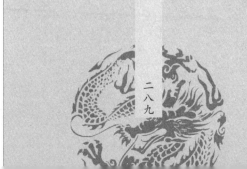

肿，及金疮血不止汤，火炒，疮用之尤良。

白石英

主肺痈吐脓，咳嗽及膈上风热痰，肺痿消渴，阴痿，补五脏。

赤石脂

治疮疽痔瘘，泻痢，加芎末等分，粥饮调服一钱重，神效。寒者加干姜服。

白石脂

治痈疽排脓生肌，新生儿脐湿。

雄黄

主寒热鼠瘘，恶疮疽痔，死肌疥癣。

硫黄

主女人阴蚀疽痔，恶疮疥癣，杀虫。

雌黄

主恶痂疥头秃，下部匿疮，杀虫。

磁石

消痈肿，生鼠瘘颈核，喉痛。

密陀僧

主金疮止血，口疮，痔瘘，面上瘢黯。

伏龙肝

糁主恶疮，水调扫丹肿，酒调封发背，令内消。

礜石

主寒热鼠瘘，恶疮蚀，肌死。

姜石

捣末，鸡子清调敷，丁肿，丹瘤乳痈。

粗理黄石 堪作碓碾者，即磨刀粗石

齐马嗣明治杨遵彦发背，取此石，猛火煅赤，投酽醋中，因有屑落，取为末，醋熬如糊，厚涂立愈。大凡石头，多主痈疽。

炉甘石

主愈疮止血，治目赤疮。

灯心

主破伤血出，每用贴破上，封之立差。

槐根皮

主痔及白皮煎汤，薰浴良，入荆芥尤妙。

地骨皮

主疽疮经年，以粗皮煎汤，洗之。细沫白穰别碾，糁之即差。

黄蘖（檗）

主疮肿神良，每用去粗皮，涂蜜炙刲，诸方用作汤，

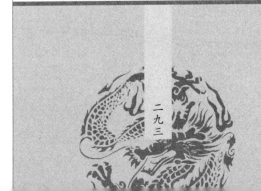

溃阴疮良,捣末,蜜水调敷肿。

枳壳

凡用须麸炒,去穰,剉,枳实亦同。

厚朴

凡用须去粗皮,生姜涂,制,炙微焦,剉。

皂角

凡用须不蛀者,去黑皮、弦子,酥炙黄色,剉。

木鳖子

凡用去壳,主恶疮毒肿,孙用和方治痔,用仁三五枚,研如泥,以沸汤浸用汗,先薰,但通手即浴洗,日

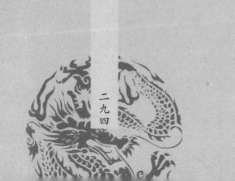

三度。

楸树白皮

单用熬膏，贴痈疽恶疮，痔瘘痔疾，用其白马牙烧灰，治发背初生，用糁疮头上，以膏封之。

兔头

连皮骨，腊月细剉，瓶中封之百日，涂发脑疽，发背恶疮。出百方。

兔腹下白毛

治汤火疮已破者，先用胶水扫之，后用兔白毛贴之，毛落平复，胜金方。治痔用玩月砂，即兔粪也。和乳香末，酒调三钱，温服，日三服，即差。

蜜

凡炼须煎，今沸掠去沫。《外台》：治阴头生疮，以蜜煎甘草末，涂之，神效。《肘后方》：单用涂汤火疮。

牡蛎

凡用木炭灰炒通赤，湿地上放，经宿方用。经验方治瘰疬，用牡蛎四两，玄参三两，为末糊丸，如梧桐子大，酒服三五十丸，食后服药尽患，亦除根。《集验方》：治一切痈肿，水调牡蛎粉，扫之，干即再扫，即消，名拔毒散。初虞世治瘰疬，用和甘草末，茶调三钱，服之神效，大验。

蛇退皮

诸方用治丁杂恶疮。十年不效者，全用。炒存性，猪膏和涂之，其验神效。

蜘蛛

《圣惠》治瘰疬，不问新旧，或成瘘者，瞰干为末，酥和如糊，贴之，日三度，大效。《千金》：治发背疮，亦治鼠瘘，神良。谭氏治赘瘤疣，目以网丝作线，际根系之，一宿自落。

蛅蟖

《圣惠》：治一切恶疮，端午日收干为末者，油调傅之，神效。子母秘录：治忽得恶疮，未辨识者，取新者绞汁，傅其上，大效。古今诸方：治丁疮欲死者，取蜣螂心腹下，度取之，稍白者，是以针刺丁疮，当心及四畔以心涂贴之，百苦立已。经宿其丁自拔出，大忌食羊肉，多不效。

陈橘皮

凡用温水浸去白青橘皮亦然。

枇杷叶

主呕逆下气，凡用去毛刺，甘草汤洗三叶，重一两者佳。

桃杏仁

凡用须汤浸，去皮尖，双仁，炒剉或研。

无心草

凡用去芦苗，煎洗甲瘭疽，神效。

防风

凡用去叉芦。

藜芦

凡用去苗。

犀角

凡用生不曾见火者，即镑错为末。

茯苓

凡用去粗皮，白者佳。

芍药

亦用白者佳。

牵牛子

凡用黑成熟者，微炒，假如一斤取头末四两。

外科精义卷下

附

一、古今重量换算

(一) 古称以黍、铢、两、斤计量而无分名

汉、晋：1斤=16两，1两=4分，1分=6铢，1铢=10黍。

宋代：1斤=16两，1两=10钱，1钱=10分，1分=10厘，1厘=10毫。

元、明、清沿用宋制，很少变动。

古代药物质量与市制、法定计量单位换算表解

时代	古代用量	折合市制	法定计量	时代	古代用量	折合市制	法定计量
秦代	一两	0.5165市两	16.14克	隋唐	一两	0.0075市两	31.48克
西汉	一两	0.5165市两	16.14克	宋代	一两	1.1936市两	37.3克
东汉	一两	0.4455市两	13.92克	明代	一两	1.1936市两	37.3克
魏晋	一两	0.4455市两	13.92克	清代	一两	1.194市两	37.31克
北周	一两	0.5011市两	15.66克				

注：以上换算数据系近似值。

(二) 市制（十六进制）重量与法定计量的换算

1斤（16市两）=0.5千克=500克

1市两=31.25克

1市钱=3.125克

1市分=0.3125克

1市厘=0.03125克

(注：换算时的尾数可以舍去)

(三) 其他与重量有关的名词及非法定计量

古方中"等分"的意思是指各药量的数量多少全相等，大多用于丸、散剂中，在汤剂、酒剂中很少使用。其中，1市担=100市斤=50千克，1公担=2担=100千克。

301

二、古今容量换算

（一）古代容量与市制的换算

古代容量与市制、法定计量单位换算表解

时代	古代用量	折合市制	法定计量	时代	古代用量	折合市制	法定计量
秦代	一升	0.34 市升	0.34 升	隋唐	一升	0.58 市升	0.58 升
西汉	一升	0.34 市升	0.34 升	宋代	一升	0.66 市升	0.66 升
东汉	一升	0.20 市升	0.20 升	明代	一升	1.07 市升	1.07 升
魏晋	一升	0.21 市升	0.21 升	清代	一升	1.0355 市升	1.0355 升
北周	一升	0.21 市升	0.21 升				

注：以上换算数据仅系近似值。

（二）市制容量单位与法定计量单位的换算

市制容量与法定计量单位的换算表解

市制	市撮	市勺	市合	市升	市斗	市石
换算		10 市撮	10 市勺	10 市合	10 市升	10 市斗
法定计量	1 毫升	1 厘升	1 公升	1 升	10 升	100 升

（三）其他与容量有关的非法定计量

如刀圭、钱匕、方寸匕、一字等。刀圭、钱匕、方寸匕、一字等名称主要用于散剂。方寸匕，作匕正方一寸，以抄散不落为度；钱匕是以汉五铢钱抄取药末，以不落为度；半钱匕则为抄取一半；一字即以四字铜钱作为工具，药末遮住铜钱上的一个字的量；刀圭即十分之一方寸匕。

1 方寸匕≈2 克（矿物药末）≈1 克（动植物药末）≈2.5 毫升（药液）

1 刀圭≈1/10 方寸匕

1 钱匕≈3/5 方寸匕